Akriti Dheer
Shivam Agarwal

Para além dos limites: Integração da Periodontia com outras disciplinas

Akriti Dheer
Shivam Agarwal

Para além dos limites: Integração da Periodontia com outras disciplinas

ScienciaScripts

Imprint
Any brand names and product names mentioned in this book are subject to trademark, brand or patent protection and are trademarks or registered trademarks of their respective holders. The use of brand names, product names, common names, trade names, product descriptions etc. even without a particular marking in this work is in no way to be construed to mean that such names may be regarded as unrestricted in respect of trademark and brand protection legislation and could thus be used by anyone.

Cover image: www.ingimage.com

This book is a translation from the original published under ISBN 978-620-8-11773-3.

Publisher:
Sciencia Scripts
is a trademark of
Dodo Books Indian Ocean Ltd. and OmniScriptum S.R.L publishing group

120 High Road, East Finchley, London, N2 9ED, United Kingdom
Str. Armeneasca 28/1, office 1, Chisinau MD-2012, Republic of Moldova, Europe
Printed at: see last page
ISBN: 978-620-8-20323-8

ÍNDICE

INTRODUÇÃO

O periodonto é a base que determina em grande parte a função, a estética e a longevidade da dentição. Um periodonto saudável é necessário para o sucesso de várias modalidades de tratamento, incluindo próteses dentárias, restaurações, tratamento endodôntico e terapias ortodônticas. Um periodonto comprometido pode levar a um mau prognóstico dos resultados dos tratamentos acima referidos e a uma maior deterioração dos tecidos periodontais durante o processo de tratamento.[1]

Ao longo dos anos, tem sido reconhecida uma estreita associação entre factores iatrogénicos, tais como margens protésicas e restauradoras mal ajustadas, infecções pulpares, forças ortodônticas pesadas e destruição periodontal e, devido à natureza intrincada do dente com o seu ambiente circundante, pode haver mais do que uma implicação de uma determinada doença. Assim, torna-se obrigatório reconhecer os vários problemas associados ao dente e ao seu periodonto circundante e tratá-los em conformidade. Assim, uma abordagem interdisciplinar entre profissionais torna-se importante para a reabilitação completa da função e da saúde.[2]

Ao longo dos anos, tem havido muita discussão sobre a inter-relação entre a periodontia e as doenças endodônticas. Muitos indivíduos apresentam distúrbios pulpares e periodontais que envolvem os mesmos dentes, obscurecendo assim um diagnóstico e prognóstico claros.

A existência de problemas pulpares e de doença periodontal inflamatória afecta o diagnóstico, o planeamento do tratamento e a sequência dos cuidados a realizar. Também a degeneração do tecido pulpar existente pode afetar o periodonto e, do mesmo modo, a doença periodontal existente pode afetar a polpa dentária através de várias vias[3].

Foi levantada a hipótese de que os irritantes podem ser transmitidos entre a estrutura pulpar e a estrutura periodontal. Estes tecidos partilham uma derivação embrionária comum, vasculaturas, linfáticos, vias neurais e microflora. Esta justaposição destes tecidos cria uma relação íntima .[4]

O forame apical é o local mais importante, mas não o único, onde estes tecidos se encontram. Canais laterais e acessórios, principalmente na área apical e na furca dos molares, também conectam a polpa dentária com o ligamento periodontal. Além disso, um grande número de túbulos dentinários se estende da polpa até o cemento. As lesões periodontais e endodônticas resultam da inflamação ou degeneração dos tecidos pulpares e periodontais, devido a esta íntima relação anatómica. É evidente que a patose pulpar pode desempenhar um papel importante na iniciação e perpetuação da perda de inserção periodontal. A infeção pulpar pode causar um processo de destruição dos tecidos que se inicia a partir da margem gengival.[5]

O termo "periodontite retrógrada" foi sugerido para diferenciar esta da periodontite marginal, na qual a infeção se espalha da margem gengival em direção ao ápice da raiz. Outro termo, síndrome pulpodôntico-periodôntico, tem sido usado para definir uma síndrome que envolve inflamação ou degeneração da polpa com uma bolsa periodontal adjacente ao mesmo dente. [6]

Em geral, a infeção pulpar tem o potencial de iniciar alterações inflamatórias no alvéolo, tanto nas localizações apicais como não apicais dos dentes. No entanto, o efeito da doença periodontal no tecido pulpar é controverso. Muitos exemplos têm sido citados e confirmados através de estudos em animais e dados histológicos que demonstram a restauração dos tecidos periodontais através de uma terapia endodôntica bem sucedida[7]

A necrose da polpa pode resultar em reabsorção óssea e produção de radiolucidez no ápice do dente, na furca ou em pontos ao longo da raiz. A lesão resultante pode ser uma lesão apical aguda ou abcesso, uma lesão perirradicular mais crónica, ou uma lesão associada a um canal lateral ou acessório. A lesão pode permanecer pequena, ou pode expandir-se o suficiente para destruir uma quantidade substancial da inserção do dente e comunicar com uma lesão de periodontite. Por outro lado, postula-se que as bactérias e os produtos inflamatórios da periodontite podem ter acesso à polpa através de canais acessórios, forames apicais ou túbulos dentinários, o que pode levar a uma pulpite retrógrada. As lesões combinadas são aquelas que ocorrem quando uma lesão periapical induzida endodonticamente existe num dente que também está periodontalmente envolvido. Estas lesões endodônticas periodontais combinadas requerem tanto tratamento endodôntico como periodontal para salvar o dente envolvido.[8]

Em todos os casos de distúrbios periodontais e pulpares concomitantes, o clínico deve determinar se a alteração tecidular existente resultou de um ou de ambos os processos, para que possa ser efectuado um tratamento adequado. Um processo pode ter iniciado a destruição e o outro pode ter contribuído numa altura posterior ou, a lesão pode ser o resultado de apenas um processo. [9]

A relação entre o alinhamento dos dentes e a saúde dentária também foi estudada por vários investigadores, tendo sido bem estabelecida uma associação entre os dois. O tratamento ortodôntico baseia-se no princípio de que, se for aplicada uma pressão prolongada a um dente, ocorrerá um movimento dentário à medida que o osso à volta do dente se remodela. O osso é seletivamente removido em algumas áreas e adicionado noutras. Essencialmente, o dente move-se através do osso, levando consigo o seu aparelho de fixação, à medida que a cavidade do dente migra. Uma vez que a resposta óssea é mediada pelo ligamento periodontal, o movimento dentário é principalmente um fenómeno do ligamento periodontal.[10]

No entanto, existem muitas condições patológicas que afectam o periodonto e que podem afetar estes mecanismos de movimentação dentária e alterar o resultado final do tratamento ortodôntico. Uma saúde periodontal deficiente resulta em maiores probabilidades de recidiva ortodôntica devido ao enfraquecimento da densidade óssea. Além disso, uma saúde periodontal deficiente pode resultar num maior comprometimento da condição periodontal durante e no final do tratamento ortodôntico.[11]

O conhecimento das alterações patológicas ou de outras alterações indesejáveis que podem ocorrer no periodonto, como resultado de procedimentos ortodônticos ideais ou não, ajudaria a melhorar o procedimento de tratamento e a gestão dos pacientes. O mau posicionamento dos dentes é reconhecido como um fator etiológico que contribui para a destruição periodontal, bem como o resultado da doença periodontal destrutiva crónica .[12]

A ortodontia no paciente adulto, especialmente no paciente periodontalmente comprometido, requer considerações periodontais adequadas para manter o periodonto numa condição saudável durante e após o tratamento. Uma pequena cirurgia periodontal pode ser necessária para evitar recidivas após o tratamento ortodôntico. Para além disso, uma vez que as doenças periodontais podem secundariamente causar má oclusão, muitas vezes o tratamento ortodôntico seria um complemento essencial para o sucesso da terapia periodontal.[13]

Por outro lado, o movimento dentário ortodôntico pode afetar a arquitetura do periodonto circundante. Pequenos defeitos ósseos podem ser modificados ou corrigidos devido às alterações ósseas provocadas pelo movimento do dente através do osso e, consequentemente, também afectam a forma gengival sobrejacente[14] .

O tratamento ortodôntico em adultos está agora a ser realizado por uma equipa de periodontistas e ortodontistas. A cooperação interdisciplinar com excelência clínica em ambas as disciplinas pode transformar pacientes com dentições pouco atractivas, que apresentam dentes espaçados, extruídos ou migrados em periodonto inflamado e comprometido, em pessoas com dentições atractivas e estéticas e sorrisos radiantes.[15]

A relação entre a saúde periodontal e a restauração dos dentes é íntima e inseparável. Para que a restauração sobreviva a longo prazo, o periodonto deve permanecer saudável para que os dentes sejam mantidos. Para que o periodonto se mantenha saudável, a restauração tem de ser gerida de forma crítica em várias áreas, de modo a estar em harmonia com os tecidos periodontais circundantes. Para manter ou melhorar a aparência estética do paciente, a interface do tecido dentário deve apresentar uma aparência natural saudável, com os tecidos gengivais a enquadrarem os dentes restaurados de forma harmoniosa.[16]

Na prática quotidiana, as margens salientes das restaurações dentárias constituem um problema observado com muita frequência, que pode afetar grandemente a manutenção da saúde gengival e periodontal. Consequentemente, as restaurações salientes resultarão numa perda excessiva do suporte ósseo alveolar se não forem reconhecidas e removidas durante alguns anos.[17]

Além disso, para atingir os objectivos terapêuticos a longo prazo de conforto, boa função, previsibilidade do tratamento, longevidade e facilidade dos cuidados de restauração e manutenção, a infeção periodontal ativa deve ser tratada e controlada antes do início da dentisteria de restauração, estética e protética.[18]

Assim, na presente dissertação, discutimos os vários aspectos do tratamento dentário no que diz respeito à saúde periodontal, à patologia pulpar que afecta o periodonto circundante e vice-versa.

INTER-RELAÇÃO PERIODONTO-ENDODÔNTICA

1.1 VIAS DE COMUNICAÇÃO ENTRE LESÕES PERIO-ENDO[19]

A polpa dentária e os tecidos periodontais estão intimamente relacionados. A polpa tem origem na papila dentária e o ligamento periodontal no folículo pericoronário e estão separados pelo lençol epitelial radicular de Hertwigs. À medida que o dente amadurece e a raiz é formada, três vias principais para a troca de elementos infecciosos e outros irritantes entre os dois compartimentos são criadas pelos túbulos dentinários, canais laterais e acessórios e o forame apical.

1. Forame apical:-

A polpa e os tecidos periodontais são derivados de tecidos mesenquimais altamente vasculares do germe dentário. O suprimento sanguíneo mantém uma conexão entre esses tecidos através do forame apical e dos canais laterais durante todo o desenvolvimento do dente. O forame apical é a principal e mais direta via de comunicação entre o periodonto e a polpa, mas não é de forma alguma o único local onde os tecidos pulpares e periodontais comunicam entre si (fig. 1). Irritantes de uma polpa doente podem permear facilmente através do forame apical, resultando em patose periapical. O forame apical também pode ser um portal de entrada de irritantes de bolsas periodontais profundas para a polpa. Muitas vezes, esses irritantes causam uma resposta inflamatória local associada à reabsorção óssea e radicular.

Embora a doença periodontal tenha demonstrado ter um efeito cumulativo de dano no tecido pulpar, a desintegração total da polpa só é uma certeza se a placa bacteriana envolver o forame apical principal, comprometendo o suprimento vascular. Após a necrose da polpa, vários produtos bacterianos, como enzimas, metabolitos, antigénios, etc., chegam ao periodonto através do forame apical, iniciando e perpetuando uma resposta inflamatória. Isto resulta na destruição das fibras do tecido periodontal e na reabsorção do osso alveolar adjacente. A reabsorção externa do cemento também pode ocorrer concomitantemente.

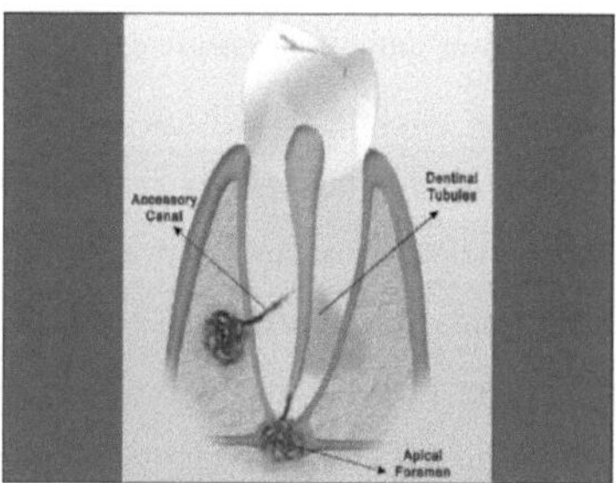

Fig. 1. Mostrando o forame apical, canal acessório

2. Canais laterais e acessórios

Os canais laterais e acessórios podem estar presentes em qualquer parte da raiz e a sua incidência e localização estão bem documentadas em dentes de animais e humanos. DeDeus descobriu que 17% dos dentes apresentavam canais laterais no terço apical da raiz, cerca de 9% no terço médio e menos de 2% no terço coronal. No entanto, parece que a incidência de doença periodontal associada a canais laterais causados por irritantes na polpa dentária é baixa. Kirkham[3] estudando 1000 dentes humanos com doença periodontal extensa, encontrou apenas 2% de canais laterais associados à bolsa periodontal envolvida. Os canais acessórios na furca dos molares podem também ser uma via direta de comunicação entre a polpa e o periodonto. A incidência de canais acessórios pode variar de 23% a 76% (fig. 1). Esses canais acessórios contêm tecido conjuntivo e vasos sanguíneos que conectam o sistema circulatório da polpa com o do periodonto. No entanto, nem todos esses canais se estendem por todo o comprimento da polpa até o assoalho da furca. Seltzer et al. relataram que a inflamação pulpar pode causar reação inflamatória nos tecidos periodontais inter-radiculares. A presença de canais acessórios patentes é uma via potencial para a disseminação de microorganismos e seus subprodutos tóxicos da polpa para o ligamento periodontal e vice-versa, resultando em um processo inflamatório nos tecidos envolvidos.

3. Túbulos dentinários-

Os túbulos dentinários (fig. 2) contêm extensões citoplasmáticas ou processos odontoblásticos que têm caraterísticas diferentes da Junção Cemento-Esmalte, apresentando exposição de dentina num dos lados, enquanto os outros lados estão cobertos por cemento. Os túbulos dentinários expostos em áreas desprovidas de cemento podem servir como vias de comunicação entre a polpa e o ligamento periodontal. A exposição dos túbulos dentinários pode ocorrer devido a defeitos de desenvolvimento, processos de doença ou procedimentos periodontais ou cirúrgicos. Os túbulos dentinários radiculares estendem-se desde a polpa até à junção cemento-dentinária (JCD). Têm um percurso relativamente retilíneo. O diâmetro varia de 1 mm na periferia a 3 mm perto da polpa. O lúmen tubular diminui com a idade ou como resposta a estímulos crónicos de baixo grau que causam a aposição de dentina peritubular altamente mineralizada. A densidade de túbulos dentinários varia de aproximadamente 15.000 por milímetro quadrado na junção cemento-dentinária, na porção cervical da raiz, a 8.000 perto do ápice, enquanto nas extremidades pulpares o número aumenta para 57.000 por milímetro quadrado. Quando o cemento e o esmalte não se encontram na junção cemento-esmalte (JCE), estes túbulos permanecem expostos, criando assim vias de comunicação entre a polpa e o ligamento periodontal. A hipersensibilidade dentinária cervical pode ser um efeito deste fenómeno.

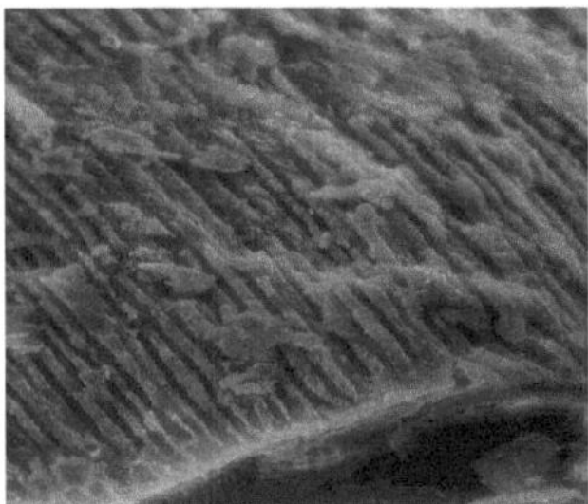

Fig. 2. Mostrando os túbulos dentinários

Estudos de microscopia eletrónica de varrimento demonstraram que a exposição de dentina na Junção Cemento-Esmalte ocorre em cerca de 18% dos dentes em geral e em 25% dos dentes anteriores em particular. Além disso, o mesmo dente pode ter caraterísticas diferentes da Junção Cemento-Esmalte, apresentando exposição de dentina num dos lados, enquanto os outros lados estão cobertos por cemento. Esta área torna-se importante na avaliação da progressão dos agentes patogénicos endodônticos, bem como do efeito da destartarização e aplainamento radicular na integridade do cemento, do trauma e da patose induzida pelo branqueamento.

Outras vias de comunicação-[20]

1. Sulcos palatogengivais -

Os sulcos palatogengivais são anomalias de desenvolvimento dos dentes incisivos superiores, sendo os incisivos laterais mais frequentemente afectados do que os incisivos centrais (4,4% versus 0,28%, respetivamente). Estes geralmente começam na fossa central, atravessam o cíngulo e estendem-se apicalmente com distâncias variáveis. Em geral, a incidência de sulcos palatogengivais varia de 1,9% a 8,5% (fig. 3). Os investigadores relataram que 0,5% dos dentes examinados tinham uma extensão do sulco palatogengival até o ápice da raiz, contribuindo assim para uma condição patológica endodôntica. Também foram relatados sulcos radiculares vestibulares bilaterais em incisivos superiores.

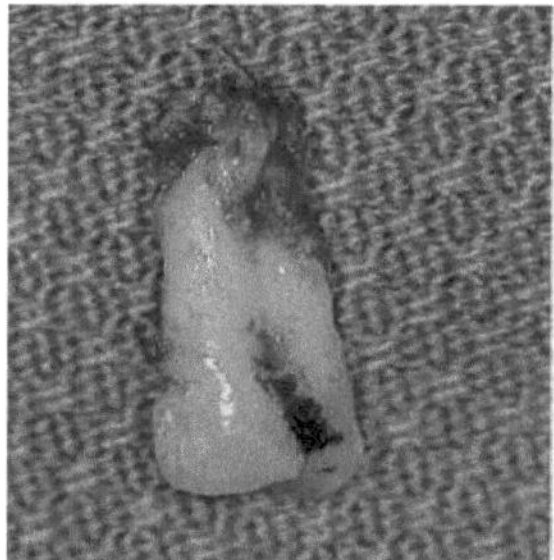

Fig. 3. Representação do sulco palatogengival

2. Perfuração-

A perfuração da raiz cria uma comunicação entre o sistema de canais radiculares e o ligamento periodontal (fig. 4). Isto pode ocorrer como resultado de instrumentação excessiva durante os procedimentos endodônticos, reabsorção radicular interna ou externa, ou invasão de cáries através do assoalho da câmara pulpar.

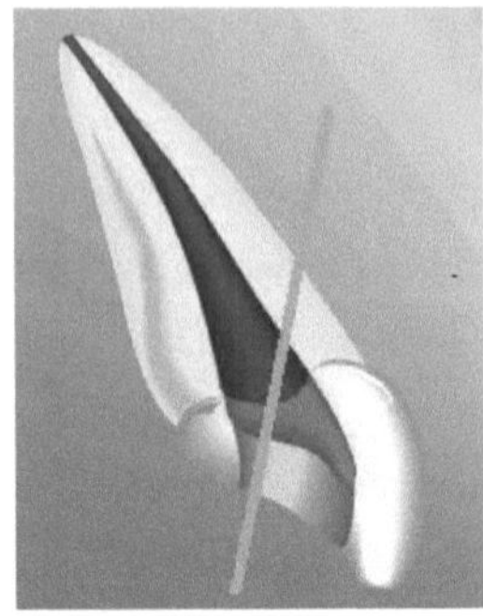

Fig. 4. Mostrando a perfuração

3. Fratura **vertical da raiz-**

O local da fratura fornece um portal de entrada para irritantes do sistema de canais radiculares para o ligamento periodontal circundante. (fig. 5) As fracturas radiculares verticais têm contribuído para a progressão da destruição periodontal na presença de uma terapia endodôntica aparentemente bem sucedida e da estabilidade geral do local periodontal.

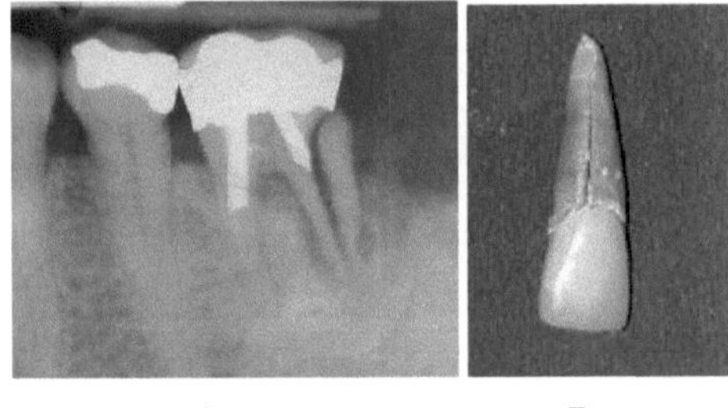

A. B.

Fig. 5: (A) Radiografia mostrando fratura radicular vertical na raiz distal do molar.
(B) Mostrando fratura vertical da raiz do incisivo central.

1.2 CLASSIFICAÇÃO DAS LESÕES PERIO-ENDO

Vejamos agora a classificação, é melhor compreender as lesões perio-endo em pormenor. Devido à estreita relação entre a endodontia e a periodontia, foram sugeridas várias classificações para dividir os tipos de casos que podem exigir uma terapia combinada ou única. Vamos então discutir a sua importância

Oliet e Pollock, 1968[21] (com base em procedimentos de tratamento)

1. Lesões que requerem apenas procedimentos de tratamento endodôntico

a Qualquer dente com polpa necrótica e tecido granulomatoso apical substituindo o periodonto e o osso, com ou sem trato sinusal (abcesso periapical crónico).

b. Abcesso peri-apical crónico com um trato sinusal que drena através de uma secção do aparelho de fixação em todo o seu comprimento ao longo da raiz.

c. Fracturas radiculares, longitudinais e horizontais

d) Perfurações radiculares

i) Patológico

ii) Iatrogénica

e) Dentes com desenvolvimento radicular apical incompleto e polpa inflamada ou necrótica, com ou sem patologia periapical.

f) Implantes endodônticos

g) Replantação

i) Intencional

ii) Traumático

h) Transplantes

i) Auto-transplantes ou

ii) Alotransplante

i) Dentes que requerem hemi-secção ou radisecção

j) Submersão das raízes

2. Lesões que requerem apenas procedimentos de tratamento periodontal

a. Traumatismo oclusal que provoca pulpite reversível

b. Trauma oclusal mais inflamação gengival resultando na formação de bolsas

i) Sensibilidade pulpar reversível, mas aumentada, causada por traumatismo ou possivelmente por túbulos dentinários expostos

ii) Sensibilidade pulpar reversível, mas aumentada, causada pela descoberta de canais laterais ou acessórios que saem para o periodonto

c. Formação de bolsas supra-ósseas ou infra-ósseas tratadas com aplainamento radicular excessivamente zeloso, levando a sensibilidade pulpar

d. Formação de bolsas infra-ósseas extensas, que se estendem para além do ápice da raiz e por vezes associadas a reabsorção lateral ou apical, mas com polpa que responde dentro dos limites normais aos testes clínicos.

3. Lesões que requerem procedimentos combinados de tratamento periodontal e endodôntico

a) Qualquer lesão do grupo I que resulte em reacções irreversíveis no aparelho de fixação e exija tratamento periodontal

b) Qualquer lesão do grupo II que resulte em reacções irreversíveis no tecido pulpar e que requeira tratamento endodôntico

II A classificação de **Simon, Glick e Frank 1972**[22] (baseada na etiologia da lesão) porque a classificação de Simon é simples, pelo que é a mais utilizada:-

a. Lesões endodônticas primárias
b. Lesões endodônticas primárias com envolvimento periodontal secundário
c. Lesões periodontais primárias
d. Lesões periodontais primárias com envolvimento endodôntico secundário
e. Lesões combinadas verdadeiras

III. **Classificação de Weine 1972**[23] (com base em caraterísticas clínicas e radiográficas)

A. Classe I - dente em que os sintomas simulam clínica e radiograficamente uma doença periodontal, mas que, na realidade, se devem a inflamação e/ou necrose pulpar.

B. Classe II - dente que apresenta concomitantemente doença pulpar ou periapical e doença periodontal.

C. Classe III - dente sem problemas pulpares mas que necessita de terapia endodôntica e amputação radicular para obter cicatrização periodontal.

D. Classe IV - dente que simula clínica e radiograficamente uma doença pulpar ou periapical, mas que, de facto, tem doença periodontal.

IV **Torabinejad e Trope 1996**[24] (classificação clínica)

A. Origem endodôntica

B. Origem periodontal

C. Lesões endo-perio combinadas

D. Separar as lesões endodônticas e periodontais

E. Lesões com comunicação

F. Lesões sem comunicação

1.3 Efeito da infeção periodontal na polpa[25]

1. Exposição ou irritação através de canais auxiliares:

Etiologia:

À medida que a doença periodontal se estende do sulco gengival em direção ao ápice, os produtos inflamatórios atacam os elementos do ligamento periodontal e o osso alveolar circundante. Se o dente atacado tiver um canal auxiliar que é irritado por estes elementos inflamatórios, pode ocorrer uma inflamação pulpar.

Diagnóstico:

O exame meticuloso é a verdade. Tipicamente, o paciente será capaz de identificar o dente envolvido, e o arranhar da superfície da raiz com um explorador evoca uma resposta severa à polpa já inflamada. Se o canal auxiliar existir numa junção suficientemente próxima do sulco gengival, pode mesmo ser localizado diretamente por sondagem.

Prognóstico:

Se ainda houver suporte periodontal suficiente, o dente pode responder favoravelmente à terapia endodôntica e periodontal e ser classificado como um caso de classe II. Se o dente não tiver suporte periodontal suficiente, está indicada uma extração ou uma amputação da raiz se estiver envolvido um dente multirradicular e existir uma situação favorável para reter o resto do dente.

Se a polpa se tornar necrótica num dente com um canal lateral significativo no terço cervical da raiz, pode ocorrer uma lesão aparentemente periodontal. A terapia periodontal será ineficaz porque, mais uma vez, este é um tipo de condição de classe I. Se a terapia endodôntica for corretamente executada, o prognóstico é bom.

2. **Canais de furca**[26]

Se um paciente com uma área de furca aberta ou fechada apresentar os sintomas de pulpite apesar da ausência de cárie ou restauração extensa. Deve ser considerado um procedimento endodôntico.

3. **Polpa vital mas não normal**

A obtenção de uma resposta de um dente com um aparelho elétrico de teste da polpa indica apenas que algum tecido nervoso vital está provavelmente presente no espaço do canal pulpar. Não pode ser considerada uma afirmação mais forte do que isso, porque alguns dentes sem tecido pulpar vital, mas apenas com material gasoso, como num abcesso periapical, deram respostas positivas. Um dente multirradicular pode dar uma resposta de um canal vital mesmo quando os outros canais estão necrosados.

A doença pulpar também pode causar doença periodontal; um problema pulpar não tratado pode impedir a cicatrização periodontal óptima após uma terapia aparentemente correta.

Kramer e outros fizeram as seguintes sugestões relevantes para o início da terapia endodôntica em dentes periodontalmente envolvidos:

i. Se o que parece ser um problema periodontal existir, efetuar uma terapia periodontal.
ii. Se a lesão não cicatrizar até ao grau desejável apesar da terapia correta, considere a possível presença de um problema pulpar.
iii. Se estiver presente um grau considerável de perda óssea ou se for provável uma doença pulpar, tal como evidenciado por uma restauração extremamente profunda, capeamento pulpar, pulpotomia ou lesão periapical vaga, efetuar uma terapia endodôntica.

1.4 Efeito da infeção pulpar nos tecidos periodontais[27]

Quando a polpa é infetada, provoca uma resposta inflamatória do ligamento periodontal no forame apical e/ou nas aberturas dos canais laterais e acessórios. Os subprodutos inflamatórios de origem pulpar podem permear através do ápice, dos canais laterais e acessórios e dos túbulos dentinários para desencadear uma resposta vascular inflamatória no periodonto.

Certos procedimentos envolvidos no tratamento do canal radicular, bem como irrigantes, medicamentos intracanais, selantes e materiais de obturação têm o potencial de causar uma resposta inflamatória no periodonto. Os defeitos periodontais também podem ser causados por fracturas verticais da raiz associadas à força excessiva utilizada durante a obturação do canal ou procedimentos de restauração.

Canais **de furca-**

Possível papel no desenvolvimento de lesão endo-perio de classe I em molares Bender e seltzer, afirmaram que os problemas de combinação endodôntica periodontal eram muito mais frequentes em dentes posteriores. Particularmente nos molares, do que nos dentes anteriores, devido ao maior número de canais auxiliares e de furca presentes nos molares. Vertucci e Williams relataram que 46% dos primeiros molares inferiores apresentavam canais auxiliares na região de furca.

Moss et al. estudaram histologicamente o assoalho pulpar de molares primários infectados e não infectados. Verificaram que o assoalho da câmara pulpar de um molar infetado era mais permeável ao corante azul de metileno do que o de um dente não infetado. Assim, concluíram que existia um fluxo constante de material diretamente através do assoalho pulpar entre a polpa e os tecidos adjacentes.

Moss et al relataram que os canais auxiliares foram encontrados na área de furca de 29% dos molares primários estudados. Os molares humanos também podem ter canais auxiliares na área, mas provavelmente em menor extensão. O local mais comum nos molares inferiores permanentes é a superfície distal da raiz mesial do primeiro molar e, em muito menor grau, a superfície mesial da raiz distal do primeiro molar. A aparência radiográfica da furca resulta de uma radiolucidez pericanicular de um canal auxiliar na região ou resulta de produtos inflamatórios que se estendem através do assoalho pulpar. A área periapical pode parecer radiograficamente normal porque a inflamação ainda não se estendeu através do dente para essa região ou porque uma maior espessura de osso está presente para mascarar a destruição.

1. **Doença endodôntica primária:** [28]

Etiologia:

Cáries, procedimentos de restauração e lesões traumáticas são as causas da doença endodôntica primária.

Sinais clínicos:

Dor, sensibilidade à pressão e percussão, aumento da mobilidade dentária e inchaço da gengiva marginal, simulando um abcesso periodontal.

Diagnóstico:

Pode ser feita uma abertura estreita do trato sinusal para o sulco gengival e bolsa que pode ser facilmente traçada com um cone de guta-percha ou uma sonda periodontal. Este trato pode ser facilmente sondado até ao ápice do dente, onde, de outra forma, não existiria uma maior profundidade de sondagem à volta do dente.

O caminho da inflamação é através do forame apical, dos canais de furca e dos canais acessórios laterais para o periodonto. Isto resulta numa lesão endodôntica primária, que por vezes progride para um envolvimento periodontal secundário.

2. **Doença periodontal primária:**

Etiologia:

Agentes patogénicos periodontais

Sinais e sintomas clínicos:

Observa-se a formação de bolsas de base ampla e uma acumulação de placa bacteriana e cálculo. A lesão óssea é geralmente mais ampla e generalizada do que as lesões de origem endodôntica.

Prognóstico:

Depende da fase da doença periodontal e da eficácia do tratamento periodontal.

3. **Endo primário com Perio secundário:**

Etiologia:

Quando uma lesão de origem endodôntica não é tratada, normalmente a patose continua, levando à destruição do osso alveolar periapical e à progressão para a área interradicular, causando a rutura dos tecidos duros e moles circundantes. (fig. 6).

Sinais e sintomas:

Como a drenagem persiste através do sulco gengival, a acumulação de placa bacteriana e de cálculo na bolsa purulenta resulta na doença periodontal. A via de entrada da inflamação no periodonto faz-se através do forame apical, dos canais acessórios e dos canais laterais.

Prognóstico:

O prognóstico do arco dentário é diferente do dos dentes envolvidos apenas com endodontia primária. O prognóstico depende da gravidade do dano periodontal marginal e da eficácia do tratamento periodontal. Com o tratamento endodôntico isolado, apenas parte da lesão cicatrizará ao nível da lesão periodontal secundária.

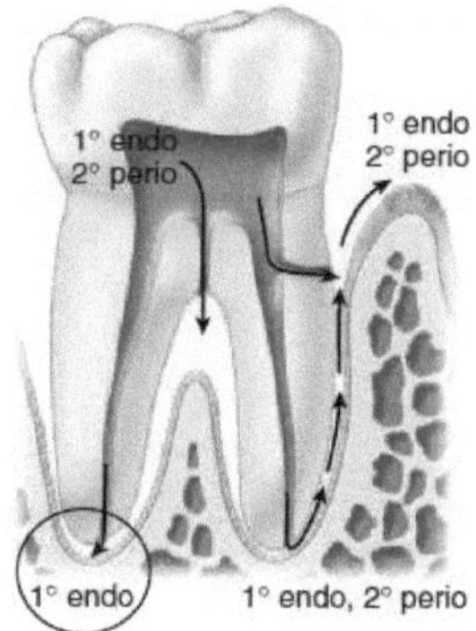

Fig. 6. Endo primário com envolvimento secundário de Perio

4. Perio primário com endo secundário

Etiologia:

A progressão da periodontite através do canal lateral e do ápice para induzir uma lesão endodôntica secundária. A progressão apical de uma bolsa periodontal continua até que os tecidos apicais estejam envolvidos. A polpa pode tornar-se necrótica como resultado da entrada da infeção através do forame apical.

Sinais e sintomas:

A doença periodontal primária e a doença endodôntica secundária apresentam bolsas profundas, com um historial de lesões extensas de doença periodontal com envolvimento periodontal secundário. (fig. 7)

Prognóstico:

Depende da continuação do tratamento periodontal após a terapia endodôntica. Na apresentação inicial, mostra evidência de perda óssea horizontal, bem como radiolucência periapical. A coroa estava intacta, mas os testes de vitalidade foram negativos. A radiografia pós-operatória mostra que um canal lateral foi exposto ao ambiente oral devido à perda óssea. Esse canal lateral poderia servir como uma via potencial para bactérias.

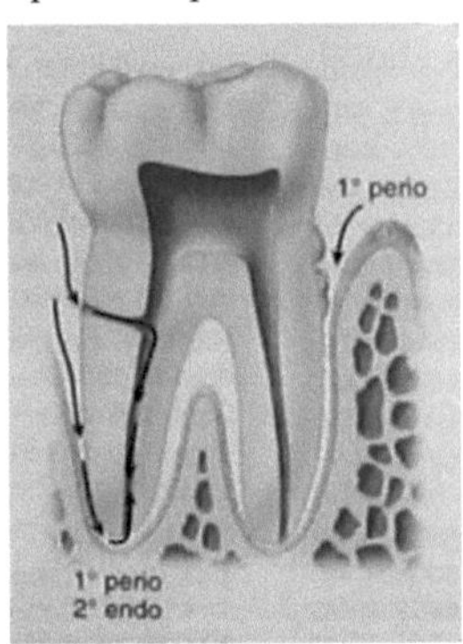

Fig. 7. Comunicação perio primária com endo secundária.

5. Doença combinada verdadeira:

A lesão endo-perio concomitante é uma classificação adicional que foi proposta para descrever a presença de doença endo e perio como duas entidades separadas e distintas (fig. 8, 9, 10).

Etiologia:

Forma-se quando uma doença endodôntica que progride coronalmente se junta a uma bolsa periodontal infetada que progride apicalmente. O grau de perda de inserção neste tipo de lesão é grande.

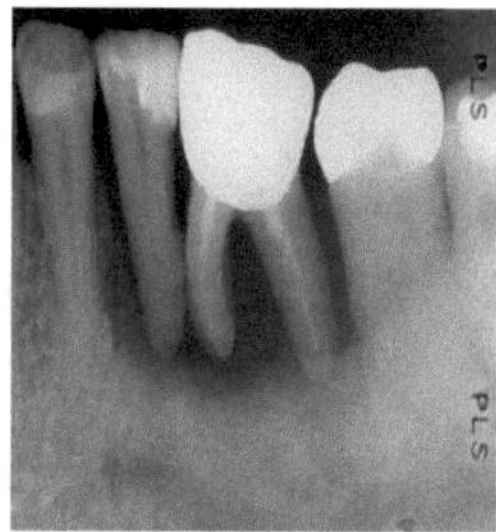

Fig. 8. Lesões pulpares e periodontais combinadas verdadeiras no segundo pré-molar e primeiro molar inferiores. As profundidades de sondagem periodontal foram até aos ápices em ambos os dentes.

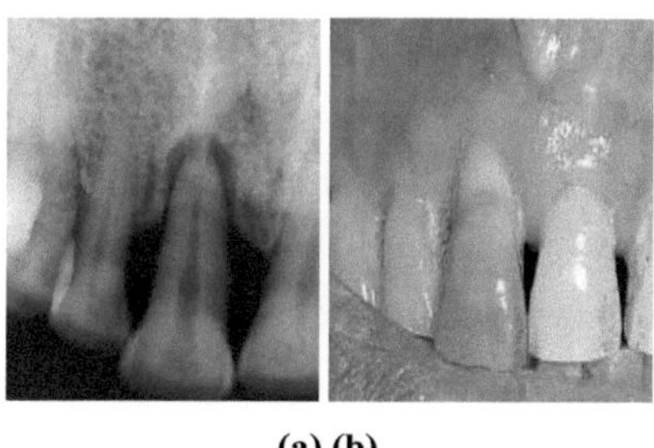

(a) (b)

Fig. 9. (a) A radiografia mostra perda óssea em 2/3 da raiz com cálculo presente e radiolucência periapical separada. (b) O exame clínico revelou alteração da cor coronal e pus a sair do sulco gengival. Os testes de vitalidade da polpa foram negativos.

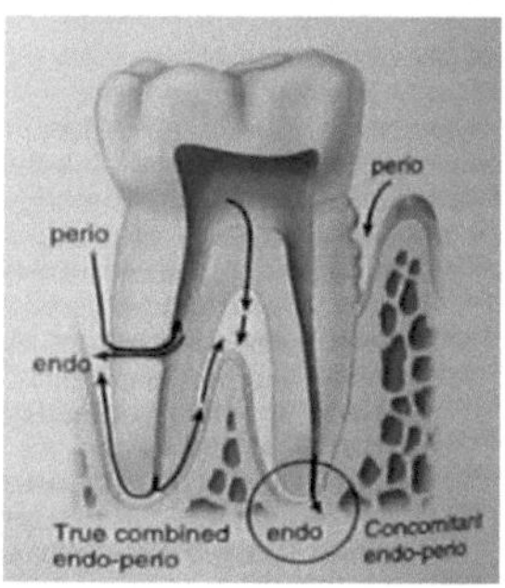

Fig. 10. Lesão combinada verdadeira

1.5 EITOPATÓGENOS ASSOCIADOS A DOENÇAS PULPARES E PERIODONTAIS [29]

Entre os agentes patogénicos vivos encontrados numa polpa doente que podem causar lesões nos tecidos periodontais encontram-se bactérias, fungos e vírus. Estes agentes patogénicos e os seus produtos derivados podem afetar o periodonto de várias formas e têm de ser eliminados durante o tratamento do canal radicular.

A) Bactérias

As bactérias desempenham um papel fundamental na doença endodôntica e periodontal. Os tecidos periapicais são envolvidos quando as bactérias invadem a polpa, causando necrose parcial ou total. Kakehashi et al. demonstraram a relação entre a presença de bactérias na polpa e as doenças periapicais num trabalho clássico. Nesse estudo, polpas de ratos normais foram expostas e deixadas abertas ao meio bucal. Como consequência, ocorreu necrose pulpar, seguida de inflamação periapical e formação de lesão periapical. No entanto, quando o mesmo procedimento foi efectuado em ratos sem germes, não só as polpas permaneceram vitais e relativamente não inflamadas, como os locais de exposição foram reparados por dentina. O estudo demonstrou que, sem bactérias e seus produtos, as lesões periapicais de origem endodôntica não ocorrem. Moller et al. confirmaram esses achados em macacos. Verificaram que o tecido pulpar necrótico não infetado não induzia lesões periapicais ou reacções inflamatórias. No entanto, quando a polpa era infetada, ocorriam lesões periapicais e inflamação nos tecidos apicais. Outros relataram resultados semelhantes e sugeriram que as infecções pulpares são geralmente mistas por natureza.

As bactérias proteolíticas predominam na flora do canal radicular, que se altera ao longo do tempo para uma microbiota mais anaeróbia. Rupf et al. estudaram os perfis dos agentes patogénicos periodontais em doenças pulpares e periodontais associadas ao mesmo dente. Foram utilizados métodos específicos de reação em cadeia da polimerase para detetar Actinobacillus actinomycetemcomitans, Bacteroides forsythus, Eikenella corrodens, Fusobacterium nucleatum, Porphyromonas gingivalis, Prevotella intermedia e Treponema denticola. Estes agentes patogénicos foram encontrados em todas as amostras endodônticas e os mesmos agentes patogénicos foram encontrados em dentes com periodontite apical crónica e periodontite crónica do adulto. Parece, portanto, que os agentes patogénicos periodontais acompanham as infecções endodônticas e que as inter-relações endodôntico-periodontais são uma via crítica para ambas as doenças.

As espiroquetas são outro tipo de microrganismo associado a doenças endodônticas e periodontais. As espiroquetas são normalmente encontradas com mais frequência na placa subgengival do que nos canais radiculares. Vários estudos mostraram uma grande diversidade de treponemas orais presentes em biofilmes subgengivais de bolsas periodontais. Foi previamente proposto que a presença ou ausência de espiroquetas orais pode ser usada para diferenciar entre abcessos endodônticos e periodontais. Atualmente, a presença de espiroquetas no sistema de canais radiculares está bem documentada e foi demonstrada por diferentes técnicas de identificação, como o campo escuro, a microscopia eletrónica e a identificação

bioquímica. As diferenças na incidência de espiroquetas associadas à doença endodôntica relatadas pelos vários autores podem ser atribuídas aos diferentes métodos de deteção utilizados. Foi demonstrado que as espécies de espiroquetas mais frequentemente encontradas nos canais radiculares são T. Denticola e T. Maltophilum. O principal fator de virulência do T. Denticola inclui proteínas expressas à superfície com actividades citotóxicas, tais como a principal proteína de superfície e o complexo de proteases do tipo quimotripsina, enzimas proteolíticas e hidrolíticas extracelulares ou associadas à membrana e metabolitos. Este microrganismo possui uma série de factores de virulência associados à doença periodontal e pode também participar na patogénese da doença perirradicular.T. Maltophilum é um pequeno treponema móvel com dois flagelos periplasmáticos. Embora os factores de virulência deste microrganismo ainda não tenham sido completamente elucidados, foi proposto que a motilidade do T. Maltophilum, causada pela rotação dos seus flagelos periplasmáticos, poderia contribuir para a sua patogenicidade. O T. Maltophilum também foi frequentemente isolado de pacientes com periodontite rapidamente progressiva.

As bactérias com forma L também podem ter um papel na doença periapical. Algumas estirpes bacterianas podem sofrer uma transição morfológica para a sua forma L quando expostas a determinados agentes, nomeadamente à penicilina. A forma L e a bactéria podem aparecer individualmente ou em conjunto e podem transformar-se de uma variante para outra com numerosas fases intermédias de transição para a forma L. Isto pode ocorrer espontaneamente ou por indução de forma cíclica. Em determinadas condições, dependendo dos factores de resistência do hospedeiro e da virulência bacteriana, as formas L revertem para a sua forma original de bactéria patogénica e podem então ser responsáveis pela exacerbação aguda de lesões apicais crónicas.

B) Fungos (leveduras)

A presença e a prevalência de fungos associados a infecções endodônticas estão bem documentadas. A colonização por leveduras associada à patogenia perirradicular tem sido demonstrada em cáries radiculares não tratadas, túbulos dentinários, tratamentos de canais radiculares falhos, ápices de dentes com periodontite apical assintomática e em tecidos periapicais. Muitos estudos relataram que a prevalência de fungos em amostras de cultura colhidas de sistemas de canais radiculares infectados variou de 0,5% a 26% em canais radiculares não tratados e de 3,7% a 33% em casos de canais previamente tratados. Alguns, no entanto, demonstraram uma prevalência mais elevada, de até 55%. A maioria dos fungos recuperados eram Candida Albicans. A C. Albicans foi detectada em 21% dos canais radiculares infectados utilizando primers específicos para a espécie 18S rRNA. Os fungos também colonizam as paredes dos canais e invadem os túbulos dentinários. Foram também detectadas outras espécies como C. Glabrata, C. Guillermondii e C. Incospicia, e Rodotorula mucilaginous. Os factores que afectam a colonização do canal radicular por fungos não são totalmente compreendidos. Parece, no entanto, que entre os factores predisponentes deste processo estão as doenças imunocomprometidas, como o cancro, certos medicamentos intracanais, antibióticos locais e sistémicos, e uma terapia endodôntica anterior sem sucesso. Foi sugerido que a redução de estirpes específicas de bactérias no canal radicular durante o tratamento endodôntico pode permitir o crescimento excessivo de fungos no ambiente pobre em nutrientes que permanece. Outra possibilidade é que os fungos possam ter acesso ao canal radicular a partir da cavidade oral como resultado de uma assepsia deficiente durante o tratamento endodôntico ou procedimentos pós-preparo. Verificou-se que aproximadamente 20% dos pacientes adultos com periodontite também abrigam leveduras subgengivais. Tal como nas infecções endodônticas, C. Albicans foi também a espécie mais comum isolada. Além disso, foi demonstrado que a presença de fungos nos canais radiculares está diretamente associada à sua presença na saliva. Estes resultados realçam ainda mais a importância da utilização de técnicas endodônticas e periodontais asépticas, da manutenção da integridade dos tecidos duros dentários e do recobrimento da coroa do dente, logo que possível, com uma restauração definitiva bem selada, de modo a evitar a reinfeção.

C) Vírus

Há cada vez mais evidências que sugerem que os vírus desempenham um papel importante na patogénese da doença endodôntica e periodontal. Em doentes com doença periodontal, o vírus herpes simplex foi frequentemente detectado no fluido crevicular gengival e em biopsias gengivais de lesões periodontais. O citomegalovírus humano foi observado em cerca de 65% das amostras de bolsas periodontais e em cerca de 85% das amostras de tecido gengival. O vírus Epstein-Barr tipo I foi observado em mais de 40% das amostras de bolsas e em cerca de 80% das amostras de tecido gengival. Verificou-se que os vírus do herpes gengival estavam associados a uma maior ocorrência de P. gingivalis subgengival, B. Forsythus, P. intermedia, P. Nigrescens, T. Denticola e Actinobacillus actinomycetemcomitans, sugerindo assim o seu papel no crescimento excessivo de bactérias patogénicas periodontais. A presença de vírus na polpa dentária foi relatada pela primeira vez num paciente com SIDA. O ADN do vírus HIV também foi detectado em lesões perirradiculares.

No entanto, não foi estabelecido que o vírus HIV possa causar diretamente doenças pulpares. O vírus do herpes simplex também foi estudado em relação à doença endodôntica. No entanto, ao contrário do seu papel na doença periodontal, parece que o vírus herpes simplex não está associado a lesões inflamatórias pulpares. Por outro lado, dados recentes sugerem que outros tipos comuns de vírus humanos podem estar envolvidos na doença pulpar e nas patologias periapicais associadas. Sabeti et al. sugeriram que o citomegalovírus humano e o vírus Epstein-Barr desempenham um papel na patogénese das lesões periapicais sintomáticas. Parece que a infeção viral ativa pode dar origem à produção de uma série de citocinas e quimiocinas com o potencial de induzir imunossupressão e destruição tecidular. A ativação do herpesvírus nas células inflamatórias periapicais pode prejudicar os mecanismos de defesa do hospedeiro e dar origem a um crescimento excessivo de bactérias, como se observa nas lesões periodontais. A supressão imunitária mediada pelo herpesvírus pode também ser prejudicial nas infecções periapicais devido aos factores resistentes do hospedeiro já comprometidos e aos tecidos conjuntivos afectados in situ. As alterações entre períodos prolongados de latência do herpesvírus, interrompidos por períodos de ativação, podem explicar alguns episódios sintomáticos de doença periapical semelhantes a explosões.

A reativação frequente do herpesvírus periapical pode suportar a rápida degradação periapical. A ausência de infeção por herpesvírus ou de reativação viral pode ser a razão pela qual algumas lesões periapicais permanecem clinicamente estáveis durante longos períodos de tempo. É necessária mais investigação para demonstrar uma relação causal das infecções virais com os processos de doença pulpar e periodontal.

D) Biofilmes infecciosos[30]

A maioria das bactérias em praticamente todos os ecossistemas naturais crescem em biofilmes e o seu crescimento nos tecidos afectados é caracterizado por comunidades fechadas na matriz. As micro-colónias de biofilme são compostas por cerca de 15% de células (por volume) embebidas em 85% de material matricial. São divididas por canais de água ramificados que transportam fluido para a comunidade por fluxo convectivo. A composição estrutural dos biofilmes indica que estas comunidades são reguladas por sinais análogos aos das hormonas e feromonas que regulam muitas comunidades eucarióticas celulares. As formações de biofilme têm uma sequência de desenvolvimento que resulta na formação de uma comunidade madura de micro-colónias em forma de torre e de cogumelo, com alguma variação entre espécies. A sequência de eventos geralmente envolvida é a fixação da superfície microbiana, a proliferação celular, a produção de matriz e o desprendimento. A formação e o desprendimento do biofilme estão sob o controlo de sinais químicos que regulam e orientam a formação de micro-colónias e canais de água fechados com lama. Foi afirmado que os biofilmes microbianos constituem a estratégia de vida mais "defensiva" que pode ser adoptada pelas células procarióticas. Em ambientes muito hostis, como o calor extremo, a acidez ou a secura, este modo de crescimento estacionário é inerentemente defensivo, porque as células bacterianas não são arrastadas para áreas onde possam ser mortas. Os biofilmes infecciosos são difíceis de detetar nos métodos de diagnóstico de rotina e são inerentemente tolerantes às defesas do hospedeiro e às terapias antibióticas.

Além disso, os biofilmes facilitam a propagação da resistência aos antibióticos, promovendo a transferência horizontal de genes. Também se adaptam ativamente às pressões ambientais, como a alteração da qualidade nutricional, da densidade celular, da temperatura, do pH e da osmolaridade. A inanição prolongada induz a perda de cultivabilidade em condições normais, enquanto o microrganismo permanece metabolicamente ativo e estruturalmente intacto. Esta é considerada a principal razão para a baixa taxa de deteção de infecções por biofilmes através de métodos de cultura de rotina. O papel exato dos biofilmes nas infecções endodônticas ainda não foi bem estabelecido e merece uma investigação mais aprofundada.

1.6 AGENTES NÃO VIVOS PATOGÉNICOS ASSOCIADOS À DOENÇA PULPAR E PERIODONTAL

Os agentes patogénicos não vivos podem ser extrínsecos, como os corpos estranhos, ou intrínsecos, incluindo uma variedade de componentes dos tecidos .[31]

A) Corpos estranhos

Corpos estranhos são frequentemente encontrados associados ao processo inflamatório dos tecidos perirradiculares. Embora as doenças endodônticas e periodontais estejam primordialmente associadas à presença de microrganismos, a presença de certas substâncias estranhas in situ pode explicar o aparecimento ou a persistência de alguns patos apicais, substâncias como lascas de dentina e cemento, amálgamas, materiais de obturação de canais radiculares, fibras de celulose de pontas de papel absorvente, cordões de retração gengival, alimentos leguminosos e depósitos semelhantes a cálculos. Pode ocorrer uma resposta de corpo estranho em qualquer uma destas substâncias e a reação clínica pode ser aguda ou crónica. Portanto, clinicamente, essas condições podem ser sintomáticas ou assintomáticas. Microscopicamente, estas lesões demonstram a presença de células gigantes multinucleadas que rodeiam o material estranho num infiltrado inflamatório crónico. A remoção mecânica ou cirúrgica dos corpos estranhos é geralmente o tratamento de escolha.

B) Restos epiteliais de Malassez

Os restos epiteliais de Malassez são constituintes normais do ligamento periodontal lateral e apical. O termo "restos" é enganador na medida em que evoca uma visão de ilhas discretas de células epiteliais. Foi demonstrado que essas camadas são, na verdade, uma rede tridimensional e interconectada de células epiteliais, semelhante a uma rede de pesca. Em muitas lesões periapicais, o epitélio não está presente e, portanto, presume-se que tenha sido destruído. Se os restos permanecerem, eles podem responder aos estímulos e proliferar numa tentativa de barrar os irritantes que vêm através do forame apical. O epitélio pode estar rodeado por uma inflamação crónica. Esta lesão é designada por granuloma epitelioide e, se não for tratada, o epitélio continuará a proliferar numa tentativa de barrar a fonte de irritação que se comunica a partir do forame apical. O termo quisto "bay" foi introduzido para descrever uma lesão periapical inflamatória crónica que tem um revestimento epitelial que envolve o lúmen do quisto e tem uma comunicação direta com o sistema de canais radiculares. O termo "verdadeiro" cisto foi dado a uma cavidade tridimensional, revestida por epitélio, sem comunicação entre o lúmen e o sistema de canais. Quando as lesões periapicais são estudadas em relação ao canal radicular, deve ser feita uma distinção clara entre estas duas entidades. Tem havido alguma confusão relativamente ao diagnóstico quando as lesões são estudadas apenas em material de biopsia curetado. Como o dente não está aderido à lesão, perde-se a orientação para o ápice. Assim, o critério utilizado para o diagnóstico de um quisto é uma faixa de epitélio que parece estar a revestir uma cavidade. Por conseguinte, é evidente que a curetagem de um quisto "em baía" e de um quisto "verdadeiro" pode conduzir ao mesmo diagnóstico microscópico. Um quisto "em baía" pode ser seccionado de tal forma que se assemelhe ou dê a aparência de um quisto "verdadeiro". Esta distinção entre um quisto "em baía" e um quisto "verdadeiro" é importante do ponto de vista da cicatrização. Pode acontecer que os quistos "verdadeiros" tenham de ser removidos cirurgicamente, mas os quistos "em baía" que comunicaram com o canal radicular podem sarar com uma terapia não cirúrgica do canal radicular. Como a terapia do canal radicular pode afetar diretamente o lúmen do cisto "bay", a mudança ambiental pode levar à resolução da lesão. O quisto "verdadeiro" é independente do sistema de canais radiculares e, por conseguinte, a terapia convencional dos canais radiculares pode não ter efeito no quisto "verdadeiro". No entanto, a incidência de quistos "verdadeiros" é provavelmente inferior a 10%. Isso pode explicar a taxa de sucesso relativamente alta do tratamento não cirúrgico do canal radicular em dentes associados à lesão periapical.

C) Cristais de colesterol

A presença de cristais de colesterol na periodontite apical tem sido relatada em achados histopatológicos. Durante o processamento, os cristais de colesterol são dissolvidos e lavados, deixando para trás espaços como fendas. A ocorrência relatada de fendas de colesterol na doença periapical varia de 18% a 44%. Foi sugerido que os cristais poderiam ser formados a partir do colesterol libertado pelos eritrócitos em desintegração dos vasos sanguíneos estagnados no interior da lesão periapical, pelos linfócitos, plasmócitos e macrófagos que morrem em grande número e se desintegram nas lesões periapicais crónicas, ou pelos lípidos plasmáticos em circulação. É possível, no entanto, que todos estes factores possam contribuir para a acumulação, concentração e cristalização do colesterol numa lesão periapical. Tem sido sugerido que a acumulação de cristais de colesterol nos tecidos periapicais inflamados, em alguns casos, pode causar o insucesso da terapia endodôntica. Parece que os macrófagos e as células gigantes multinucleadas que se reúnem em torno dos cristais de colesterol não são suficientemente eficientes para destruir completamente os cristais. Além disso, a acumulação de macrófagos e células gigantes em torno das fissuras de colesterol, na ausência de outras células inflamatórias, como neutrófilos, linfócitos e plasmócitos, sugere que os cristais de colesterol induzem uma reação típica de corpo estranho.

D) Corpos de Russell

Os corpos de Russell podem ser encontrados na maioria dos tecidos inflamados em todo o corpo, incluindo os tecidos perirradiculares. São pequenas acumulações esféricas de uma substância eosinofílica que se encontram dentro ou perto de células plasmáticas e outras células linfóides. A presença e a ocorrência de corpos de Russell nos tecidos orais e nas lesões periapicais estão bem documentadas. Estudos indicaram a presença de corpos de Russell em cerca de 80% das lesões perirradiculares. Recentemente, grandes corpos de Russell intracelulares e extracelulares foram também encontrados em tecido pulpar inflamatório de dentes decíduos cariados. A hipótese é que os corpos de Russell são causados pela síntese de quantidades excessivas de proteínas secretoras normais em certas células plasmáticas envolvidas na síntese ativa de imunoglobulinas. O retículo endoplasmático torna-se muito distendido, produzindo assim grandes inclusões eosinofílicas homogéneas. No entanto, a incidência dos corpos de Russell, o seu mecanismo de produção, bem como o seu papel exato na inflamação pulpar, ainda não foram totalmente elucidados.

E) Corpos hialinos de Rushton

A presença de corpos hialinos de Rushton é uma caraterística exclusiva de alguns quistos odontogénicos. A sua frequência varia de 2,6% a 9,5%. Lúmen do quisto com corpos hialinos de Rushton. Apresentam uma variedade de formas morfológicas, incluindo estruturas lineares (rectas ou curvas), irregulares, arredondadas e policíclicas, ou podem parecer granulares. A natureza exacta dos corpos hialinos de Rushton não é totalmente compreendida. Tem sido sugerido que são de natureza queratinosa, de origem hematógena, um produto secretor especializado do epitélio odontogénico ou glóbulos vermelhos degenerados. Alguns autores sugeriram que os corpos hialinos de Rushton eram material deixado para trás aquando de uma operação cirúrgica anterior. Ainda não é claro porque é que os corpos hialinos de Rushton se formam maioritariamente no epitélio.

F) Cristais de Charcot-Leyden

Os cristais de Charcot-Leyden são cristais bipiramidais hexagonais de ocorrência natural, derivados dos grânulos intracelulares de eosinófilos e basófilos. A sua presença está mais frequentemente associada ao aumento do número de eosinófilos no sangue periférico ou nos tecidos em doenças parasitárias, alérgicas, neoplásicas e inflamatórias. Foi referido que os macrófagos activados desempenham um papel importante na formação de cristais de Charcot-Leyden em vários processos patológicos. Os cristais de Charcot-Leyden e os eosinófilos danificados, juntamente com os seus grânulos, foram observados nos macrófagos. Foi proposto que, após a desgranulação dos eosinófilos, a proteína dos cristais de Charcot-Leyden poderia ser fagocitada para lisossomas ligados a membranas acidificadas. A dada altura, a proteína dos cristais de Charcot-Leyden começaria a cristalizar, formando partículas discretas que aumentariam de volume e densidade ao longo do tempo. Em última análise, estes cristais seriam libertados através de exocitose fagossómica ou atravessando a membrana do fagossoma e o citoplasma dos macrófagos, ficando livres no tecido estromal. Descobertas recentes apoiam a teoria de que os macrófagos activados têm um papel na formação dos cristais de Charcot-Leyden. Além disso, a presença de cristais de Charcot-Leyden pode ser detectada dentro de uma lesão periapical que não foi resolvida após o tratamento endodôntico convencional. Embora o papel biológico e patológico dos cristais de Charcot-Leyden na doença endodôntica e periodontal ainda seja desconhecido, eles podem ser atribuídos a alguns casos de insucesso do tratamento.

VI. FACTORES CONTRIBUTIVOS

Tratamento endodôntico inadequado

Fuga coronal

Lesões traumáticas

Perfurações radiculares

Malformações do desenvolvimento

Tratamento endodôntico inadequado

Essencial para limpar, modelar e obturar o sistema de canais, de modo a melhorar os resultados.

Nos últimos anos, as técnicas de retratamento melhoraram drasticamente devido à utilização do microscópio operatório e ao desenvolvimento de um novo armamento.

Fuga coronal

1. Refere-se à fuga de micróbios e outros irritantes para a obturação do canal radicular.
2. Principal causa de insucesso do tratamento endodôntico.
3. As restaurações defeituosas e as obturações adequadas do canal radicular terão uma maior incidência de falhas do que os dentes com obturações inadequadas do canal radicular e restaurações adequadas.
4. Num estudo in vitro, verificou-se que a colocação do excesso de guta-percha e de cimento no pavimento da câmara pulpar, após a conclusão da obturação do canal radicular, não proporcionava uma melhor vedação dos canais radiculares.
5. O excesso de guta-percha deve ser removido até ao nível dos orifícios do canal e o fundo da câmara pulpar deve ser protegido com um material de restauração bem selado.
6. Uma restauração coronal adequada é a principal barreira contra a fuga coronal e a contaminação bacteriana do tratamento do canal radicular. É essencial que o

sistema de canais radiculares seja protegido por uma boa obturação endodôntica e uma restauração coronal bem selada.

Lesões traumáticas

1. Podem envolver a polpa e o aparelho de fixação periodontal circundante. As lesões dentárias podem variar, mas, em geral, podem ser classificadas como fracturas do esmalte, fracturas da coroa sem envolvimento da polpa, fracturas da coroa com envolvimento da polpa, fratura corono-radicular, fratura radicular, luxação e avulsão.
2. O tratamento e o prognóstico dependem do tipo de lesão.

Perfuração da raiz

1. Podem frequentemente causar complicações clínicas que conduzem a lesões periodontais.
2. As perfurações radiculares podem resultar de lesões cariosas extensas, reabsorção ou de erro do operador durante a instrumentação do canal radicular ou pós-preparação.
3. Quando a perfuração da raiz está situada perto da crista alveolar, pode ser possível levantar um retalho e reparar o defeito com um material de enchimento adequado...
4. Em perfurações mais profundas, ou numa furca, a reparação imediata da perfuração tem um melhor prognóstico do que o tratamento de uma perfuração infetada.
5. Muitos materiais têm sido utilizados para selar as perfurações radiculares. O agregado de trióxido mineral é amplamente utilizado para selar perfurações radiculares.
6. Outra modalidade de tratamento para perfurações, reabsorções radiculares e certas fracturas radiculares na região do terço cervical é a extrusão radicular ortodôntica. O procedimento tem um prognóstico muito bom e um baixo risco de recidiva.

Malformações do desenvolvimento

Os sulcos radiculares podem levar a uma condição periodontal não tratável. Estes sulcos começam normalmente na fossa central dos incisivos centrais e laterais superiores, atravessando o cíngulo e continuando apicalmente ao longo da raiz em distâncias variáveis. Quando esta ligação é quebrada e o sulco fica contaminado, pode formar-se uma bolsa infra-óssea autossustentável ao longo de todo o seu comprimento. Este defeito, semelhante a uma fissura, constitui um nidus para a acumulação de microrganismos e uma via para a progressão da doença periodontal que também pode afetar a polpa.

Os sulcos radiculares podem levar a uma condição periodontal não tratável. Estes sulcos começam normalmente na fossa central dos incisivos centrais e laterais superiores, atravessando o cíngulo e continuando apicalmente para baixo da raiz em distâncias variáveis.

Quando esta ligação é quebrada e o sulco fica contaminado, pode formar-se uma bolsa infra-óssea auto-sustentada ao longo de todo o seu comprimento. Este defeito semelhante a uma fissura constitui um nidus para a acumulação de microrganismos e uma via para a progressão da doença periodontal que também pode afetar a polpa.

VII. DIAGNÓSTICO DIFERENCIAL[32]

Durante o decurso do tratamento, os clínicos são frequentemente confrontados com o dilema de avaliar com exatidão a contribuição de duas lesões que são muito distintas uma da outra e não apresentam qualquer consideração terapêutica extraordinária. Nalgumas outras situações, não existe uma demarcação óbvia entre as duas lesões, que aparecem como uma só, tanto nas radiografias como clinicamente. No diagnóstico das lesões ósseas radiográficas, é preciso resistir à tentação de rotular tudo como "lesão combinada". "O artigo resume o diagnóstico diferencial entre lesões pulpares e periodontais e destaca uma série de caraterísticas comuns entre essas lesões.

É imperativo que o clínico efectue mais do que uma radiografia em diferentes ângulos, especialmente quando não existe um diagnóstico claro. O diagnóstico de fracturas radiculares verticais é muitas vezes difícil porque a fratura não é normalmente detetável por inspeção clínica e exame radiográfico, a menos que haja uma separação clara dos fragmentos da raiz. As fracturas radiculares verticais que envolvem o sulco gengival e a área da bolsa periodontal têm geralmente um prognóstico sem esperança devido à invasão bacteriana contínua do espaço da fratura a partir do ambiente oral.

Os dentes com uma única raiz são geralmente extraídos. Nos dentes multirradiculares, uma alternativa de tratamento é a hemi secção ou a ressecção da raiz fracturada. Os sulcos de desenvolvimento, encontrados principalmente nos incisivos centrais e laterais superiores, também são capazes de iniciar a destruição periodontal localizada ao longo da superfície da raiz.

Os sulcos palatogengivais estão muitas vezes associados a uma saúde periodontal deficiente devido à incapacidade dos doentes de manterem estas áreas limpas, sendo normalmente atribuído um mau prognóstico, independentemente da terapia convencional adequada. Clinicamente, estes sulcos podem ser assintomáticos ou problemas periodontais sintomáticos.

Sondagem de bolso

A presença de uma bolsa solitária profunda na ausência de doença periodontal pode indicar a presença de uma lesão de origem endodôntica ou de uma fratura vertical da raiz. A sondagem periodontal ajuda a diferenciar entre doença endodôntica e periodontal. Também pode ser utilizada para localizar um seio resultante de uma lesão periapical inflamatória que se estende cervicalmente através do espaço do ligamento periodontal. Nas lesões periodontais, estão presentes numerosos defeitos em toda a boca e pode ser detectado cálculo subgengival.

1.7 DIAGNÓSTICO[33]

Existem vários sinais e sintomas de lesões pulpares e periodontais que permitem distingui-las. Estes incluem dor, inchaço, sondagem periodontal, mobilidade do dente, percussão e palpação, testes pulpares, incluindo termoelétrico e preparação da cavidade de teste e interpretação radiográfica. A dor de origem endodôntica é geralmente de início agudo e grave. Pode ocorrer espontaneamente durante as fases iniciais da inflamação pulpar, quando a localização é deficiente e a dor pode ser referida a outros locais. A dor intensifica-se e localiza-se quando a inflamação se espalha para as estruturas periodontais e ósseas circundantes.

A dor de origem periodontal é crónica e normalmente ligeira ou moderada, respondendo a analgésicos ligeiros. Se ocorrer uma crise aguda, criando um abcesso periodontal, a dor pode ser grave; que regride frequentemente após a drenagem.

As infecções combinadas polpa-periodontais geralmente apresentam dor mínima. Ocorre uma perda suficiente de tecido periodontal para abrir caminho de drenagem através do sulco gengival, minimizando assim a pressão e a dor.

Inchaço: Causado pela infeção endodôntica, ocorre frequentemente na prega mucobucal ou espalha-se para os planos faciais. Os anexos musculares e o comprimento da raiz determinam a via de drenagem. A tumefação associada a problemas periodontais encontra-se carateristicamente na gengiva aderente e raramente se estende para além da linha mucogengival e, na maior parte das vezes, não há tumefação facial envolvida.

Sondagem: A presença de um trato sinusal permite frequentemente um diagnóstico do problema. Uma radiografia tirada com uma ponta de guta percha ou um fio fino enfiado no orifício da fístula revela a origem; quando o traçado vai até o ápice, a fístula é de origem endodôntica. Quando a fístula traçada vai para a raiz média, furca ou qualquer outra porção do dente, é diagnosticado um canal lateral ou um problema periodontal. Endodôntico - trato único e estreito. Periodontal - Perda óssea progressiva da margem para o ápice. Cria a perda do ligamento periodontal e permite a sondagem até ao ápice.

Mobilidade: Se presente em torno de um dente isolado, a origem pode ser endodôntica ou periodontal. A lesão aguda é geralmente de origem endodôntica. A mobilidade generalizada envolvendo muitos dentes sugere uma origem provavelmente periodontal ou oclusal.

Palpação: Quando apenas um dente individual está envolvido, é negativo devido a um problema periodontal, enquanto outros testes revelam polpa vital.

Percussão: Negativo num dente individual com problema periodontal. Quando o abcesso periodontal está presente, estas entidades clínicas podem ser positivas; no entanto, outros testes indicam uma polpa vital. O dente com problema endodôntico produz uma sensibilidade e dor definitivas à percussão.

Testes de vitalidade: A maioria dos testes tem limitações inerentes. Requerem cuidado na aplicação e interpretação. O objetivo é descobrir qual o dente que é diferente dos outros dentes do paciente. Estes testes determinam a resposta a estímulos e podem identificar o dente que apresenta uma resposta anormal.

a. **Frio:** A resposta normal da polpa saudável é imediata e desaparece quando o estímulo é removido. Se não houver resposta ou se a dor persistir após a remoção do estímulo, a polpa está necrótica ou irreversivelmente inflamada, podendo ocorrer uma resposta falso-negativa com canais constritos.
b. **Elétrico**: O teste é visto como uma resposta sim ou não; há vitalidade ou não há vitalidade. Não indica o estado da polpa. Se não houver resposta, a polpa está necrosada e é necessária uma terapia de canal.

c. **Calor:** A resposta normal da polpa saudável é a dor que aumenta de intensidade até que o estímulo seja removido. Quando o calor é removido, a dor desaparece imediatamente. A dor persistente indica uma polpa irreversivelmente inflamada. Quando a dor persiste após a remoção do calor de um dente periodontalmente afetado, deve suspeitar-se de pulpite.

d. **Cavidade de teste:** Efectuado sem anestesia. O acesso é feito através de uma coroa ou através do esmalte para determinar se existe vitalidade na polpa. A ausência de resposta indica necrose da polpa. O teste não dá qualquer informação sobre o estado da polpa para além do facto de ser ou não vital.

Exame periodontal: a sondagem periodontal não pode ser demasiado enfatizada, uma vez que as patologias pulpares e periodontais por vezes se assemelham e devem ser diferenciadas.

Exame radiográfico:
Limitações

I. As polpas vitais patológicas não são visíveis nas radiografias.

II. As polpas necróticas podem não produzir alterações radiográficas nas fases iniciais.

III.Para ser visível, o processo inflamatório tem de se espalhar para o osso cortical.

A. Periradicular [32]

I. As lesões perirradiculares de origem pulpar tendem a apresentar três caraterísticas:

1. perda da lâmina dura
2. A radiolucência permanece no ápice independentemente de um ângulo.
3. Radiolucência semelhante a uma "gota pendente

II. Se a radiolucência estiver na região perirradicular de um dente com polpa vital, não pode ser de origem pulpar e será uma estrutura normal ou outro tipo de patose.

III. Pode ser necessário efetuar um acompanhamento ou uma biópsia se a radiolucência não for de origem pulpar

B. Pulpal

As patologias pulpares radiograficamente visíveis só raramente estão relacionadas com pulpite irreversível.

i origem.

ii reabsorção interna ou calcificação difusa extensa na câmara pode indicar irritação de baixo grau a longo prazo.

iii A obliteração dos canais (geralmente com traumatismo) não é, por si só,

iv Indicar a necessidade de tratamento.

Tabela I Diagnóstico diferencial da lesão **de Endo Perio** [35]

	PULPAL	**PERIODONTAL**
CLÍNICA		
ETIOLOGIA	Infeção da polpa	Infeção periodontal
VITALIDADE	Não vital	Vital
RESTAURAÇÃO	Profundo ou extenso	Não relacionado
PLACA/CÁLCULO	Não relacionado	Causa primária
INFLAMAÇÃO	Aguda	Crónica
BOLSOS	Único, estreito	Múltiplos, largos na coroa
VALOR DO pH	Frequentemente ácido	Normalmente alcalino
TRAUMA	Primário ou secundário	Fator contribuinte
MICROBIANO	Poucos	Complexo
RADIOGRÁFICO		
PADRÃO	Localizado	Generalizado
PERDA DE OSSOS	Mais largo apicalmente	Mais largo a nível coronal
PERIÁPICO	Radiolucente	Não frequentemente relacionados
PERDA ÓSSEA VERTICAL	Não	Sim
HISTOPATOLOGIA		
EPITÉLIO JUNCIONAL	Sem migração apical	Migração apical
TECIDOS DE GRANULAÇÃO	Apical (mínimo)	Coronal (maior)
GINGIVAL	Normal	Alguma recessão
TERAPIA		
TRATAMENTO	Terapia do canal radicular	Tratamento periodontal

1.8 CONSIDERAÇÕES SOBRE O TRATAMENTO DE LESÕES ENDO-PERIO[36]

Um diagnóstico correto e um tratamento adequado desempenham um papel muito importante para o sucesso do tratamento. Os principais factores a considerar para a tomada de decisões de tratamento são a vitalidade da polpa, o tipo e a extensão do defeito periodontal. Uma lesão endodôntica primária que drena através do aparelho de inserção deve ser tratada inicialmente por terapia endodôntica após confirmação por testes de diagnóstico precisos. Por outro lado, a doença periodontal primária deve ser tratada apenas com terapia periodontal. As lesões periodontais primárias com endodontia secundária devem ser tratadas primeiro com terapia endodôntica. Os resultados do tratamento devem ser avaliados dentro de 2-3 meses e só então deve ser iniciado o tratamento periodontal. Esta sequência de tratamento permite tempo suficiente para a cicatrização inicial dos tecidos e uma melhor avaliação da condição periodontal. O risco potencial de introdução de bactérias e seus subprodutos durante a fase inicial de cicatrização também é reduzido.

O prognóstico de uma verdadeira lesão endodôntica-periodontal combinada é muitas vezes mau ou mesmo sem esperança, especialmente quando as lesões periodontais são crónicas, com extensa perda de inserção. O tratamento de dentes periodontalmente doentes e multirradiculares pode envolver a amputação da raiz, a hemi-secção ou a bicuspidização. Como regra geral, o tratamento endodôntico da raiz a ser retida deve ser efectuado antes da cirurgia. Esta regra deve ser seguida tanto para dentes vitais como para dentes não vitais.

Ressecção da raiz (amputação da raiz): A indicação típica para a amputação radicular é um defeito periodontal grave à volta de uma raiz de um dente multirradicular, enquanto as outras raízes têm um suporte radicular saudável. Quando um dente multirradicular não pode ser tratado por um tratamento endodôntico conservador ou cirúrgico, uma linha de tratamento que é frequentemente bem sucedida é: a ressecção de uma raiz, enquanto a outra raiz (ou raízes) é preenchida. Esta técnica é mais comummente utilizada para a eliminação de envolvimentos de furca, principalmente de origem periodontal, mas também aqueles que surgem de infecções endodônticas e não respondem ao tratamento conservador. A ressecção radicular é mais aplicável aos molares superiores, enquanto que nos molares inferiores a hemi secção, acompanhada da remoção de metade do dente, ou a conversão em dois pré-molares (bicuspidização), tende a ser o método de eleição. Furca e conversão de um molar inferior em dois pré-molares. É uma boa técnica para lidar com o problema do controlo da placa bacteriana em bolsas furcas, periodontais e infra-ósseas. O sucesso final desta técnica depende também da largura mesio-distal da furca, ou seja, do grau de separação das raízes. É importante que ambas as raízes tenham canais que sejam adequados para o tratamento radicular. Por isso, após o tratamento periodontal definitivo, os canais são preparados e preenchidos.

O diagnóstico correto da etiologia do processo da doença, quer seja endodôntico, periodontal ou combinado, determinará o tratamento e o prognóstico a longo prazo.[37]

Por exemplo, o prognóstico para um dente com uma polpa necrótica, com ou sem trajeto sinusal, é excelente após um tratamento adequado do canal radicular. No entanto, o prognóstico do tratamento do canal radicular num dente com doença periodontal grave depende do sucesso da terapia periodontal.

Doença endodôntica primária[38]

Só precisa de ser tratada com terapia endodôntica. É de esperar um bom prognóstico se for efectuado um tratamento endodôntico adequado.

Doença periodontal primária

Só deve ser tratada com terapia periodontal. O prognóstico depende da gravidade da doença periodontal e da resposta dos tecidos do paciente.

Doença endodôntica primária com envolvimento periodontal secundário

Deve ser tratado primeiro com terapia endodôntica. Os resultados do tratamento devem ser avaliados dentro de 2 a 3 meses e só então deve ser considerado o tratamento periodontal. A terapia endodôntica é um método de tratamento de alta qualidade, que também reduz o risco potencial de introdução de bactérias e seus subprodutos durante a fase inicial de cicatrização. A remoção agressiva do ligamento periodontal e do cemento subjacente durante a terapia endodôntica provisória pode afetar negativamente a cicatrização periodontal.

Doença periodontal primária com envolvimento endodôntico secundário e doenças endodônticas-periodontais combinadas verdadeiras

Exigem considerações endodônticas e periodontais. O prognóstico da doença periodontal primária com envolvimento endodôntico secundário e das verdadeiras doenças combinadas depende principalmente da gravidade da doença periodontal e da resposta dos tecidos periodontais ao tratamento. O prognóstico das doenças combinadas depende principalmente do sucesso da terapia periodontal.

1.9 RESUMO

Tendo em conta a classificação, a etiopatogenia, o diagnóstico diferencial, a terapêutica, etc., com as suas alternativas, propostas por autores de renome, pode concluir-se que, embora as classificações apresentadas sejam bastante abrangentes, elas

As lesões endodônticas e periodontais são convolutas. As lesões endo-perio são geralmente de natureza independente no início, mas quando progridem sem o tratamento adequado, só elas são motivo de preocupação. Mas o tratamento endodôntico é sempre tentado num dente periodontalmente saudável quando indicado. Assim, se um clínico tiver um conhecimento profundo da doença pulpar e periodontal, pode chegar a um diagnóstico exato e a um plano de tratamento adequado.

INTER-RELAÇÃO PERIODONTAL-RESTAURADORA

Os tecidos periodontais são a base para uma estética, função e conforto adequados da dentição. Todas as terapias protéticas e restauradoras requerem geralmente um periodonto saudável como pré-requisito para um resultado bem sucedido. A interação entre a periodontia e a dentisteria de restauração está presente em muitas frentes, incluindo a localização das margens de restauração, os contornos das coroas e a resposta dos tecidos gengivais às pré-parações de restauração.[39]

2.1 LARGURA BIOLÓGICA E SEU SIGNIFICADO

Largura biológica é o termo aplicado à largura dimensional da junção dentogengival (inserção epitelial e tecido conjuntivo subjacente). Garguilo, Wentz e Orban,[40] descrevem as dimensões e relações das junções dentogengivais em humanos. A profundidade do sulco foi em média de 0,69 mm (variação de 0,00 mm-5,36 mm) e foi considerada consistente em todos os espécimes.

As dimensões da inserção epitelial foram a medida mais variável e as suas dimensões médias foram de 0,97 mm (0,008 mm - 3,72 mm). O achado mais consistente foi a fixação do tecido conjuntivo, com uma média de 1,07 mm (0,00 mm - 6,52 mm).

Uma descoberta significativa foi o facto de o comprimento médio do epitélio juncional ser altamente variável entre dentes e à volta do mesmo dente, enquanto a disposição das fibras era mais constante em todos os locais (fig. 11).

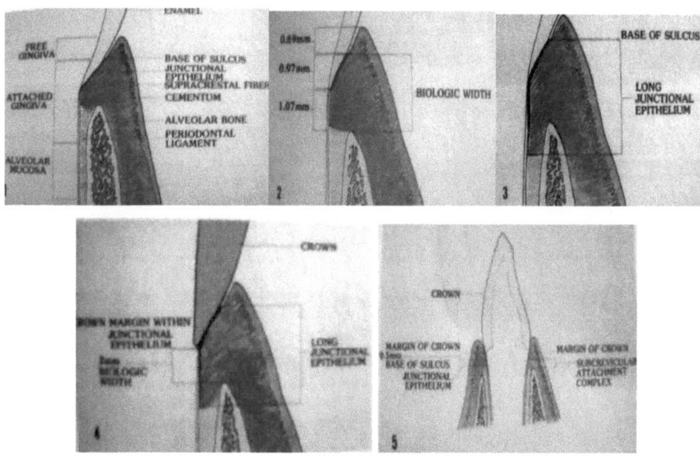

Fig. 11.

i. Anatomia do periodonto

ii. Dimensão média da largura biológica

iii. Epitélio juncional longo. Note-se que pode estender-se abaixo da crista alveolar

iv. A margem de restauração pode terminar no epitélio juncional longo quando a largura biológica é utilizada para localizar a margem da preparação

v. Localização correta da margem da coroa em relação ao complexo de fixação subcrevicular e à margem gengival. As margens não devem ser mais profundas do que 0,5 mm abaixo da gengiva.

Esta dimensão combinada do tecido conjuntivo e da ligação epitelial tem uma média de 2,04 mm e foi descrita por Walter Cohen como a "largura biológica".

A "**Largura Biológica**" (fig.12, 13) consiste em células epiteliais anexas (epitélio juncional) e tecido conjuntivo de ligação (fibras dentogengivais embebidas em cemento). Estas duas zonas formam um selo biológico à volta do colo do dente que actua como uma barreira para ajudar a evitar a migração dos microrganismos e dos seus produtos para o tecido conjuntivo gengival subjacente e para o osso alveolar de suporte. Uma dimensão constante de 2 mm é utilizada como unidade de medida para localizar as margens de restauração em relação à crista alveolar. Alguns autores sugeriram que as margens de restauração devem terminar 3mm coronalmente à crista alveolar, uma vez que é necessário assegurar uma cicatrização e restauração adequadas (fig. 14). Assumiram que a largura biológica é de 2 mm e que o 1 mm adicional manterá as margens 1 mm acima da extensão coronal do epitélio juncional. Assumem que a restauração colocada ao nível terminaria efetivamente acima da inserção e dentro do sulco gengival.[41, 42, 43]

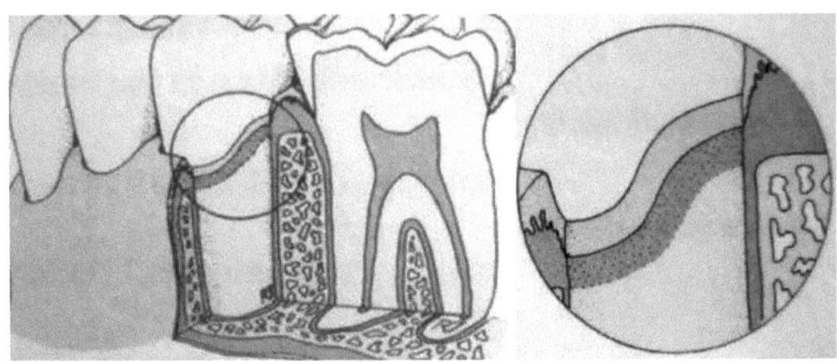

FIG 12. A distância da ligação epitelial à crista do osso alveolar refere-se à largura biológica, que é normalmente de cerca de 2,0 mm, incluindo a ligação epitelial e a ligação do tecido conjuntivo.

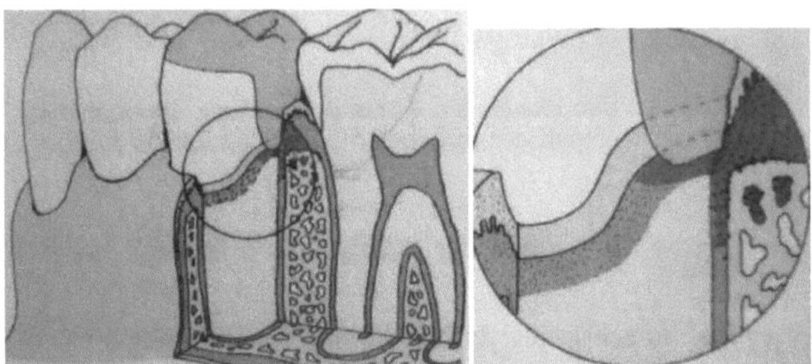

FIG 13. Quando a margem de uma restauração invade a largura biológica, a inflamação e a atividade osteoclástica são estimuladas.

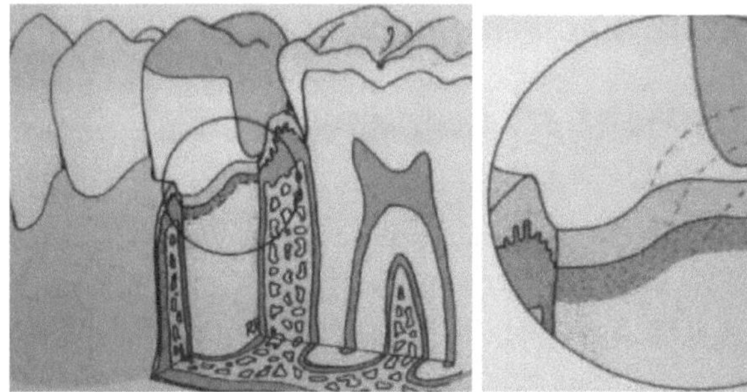

Fig. 14. A reabsorção óssea continuará até que a crista alveolar esteja a pelo menos 2,0 mm da margem da restauração. O melhor resultado é que a ligação do tecido epitelial e conjuntivo se restabeleça a um nível mais apical. É provável a continuação da inflamação com formação de bolsas.

Largura biológica/dimensão fisiológica

Ingber et al. 1977 discutiram a manutenção da largura biológica ao restaurar dentes fracturados ou cariados onde a violação marginal na junção dento-gengival era iminente. Os autores concluíram que "é necessária uma dimensão mínima de 3 mm coronal à crista alveolar para permitir a cicatrização e a restauração adequada do dente". A violação desta largura conduz potencialmente a reacções periodontais adversas, incluindo inflamação e perda de osso alveolar. Ram fjord 1988 questionou a criação cirúrgica de uma largura biológica de 2 a 3 mm apicalmente a uma margem de restauração proposta através de osteoctomia. Considerou que o osso deve ser removido na extensão mínima necessária para assegurar o acesso para a colocação da margem, mas pode ser melhor "...deixar a natureza determinar a largura biológica ao longo dos próximos anos, com o paciente a manter uma higiene oral adequada.[44]

Maynard e Wilson 1979 descreveram os seguintes 3 aspectos da dimensão fisiológica: intracrevicular, subcrevicular e superficial. Os autores discutiram as implicações da invasão restauradora na dimensão fisiológica subcrevicular ou largura biológica. Também observaram que quando as "margens de restauração intracrevicular" são colocadas em locais com largura e/ou espessura gengival (ou tecido marginal) insuficiente, pode ocorrer "recessão do tecido marginal", migração apical do aparelho de fixação ou ambos. Os autores recomendaram 5 mm de tecido queratinizado (3 mm fixo e 2 mm livre) e uma dimensão fisiológica crevicular mínima de 1,5 a 2,0 mm quando a cobertura marginal por gengiva livre é ditada pela estética.[45]

2.2 EFEITOS DA RESTAURAÇÃO DENTÁRIA COM OVERHANING[46]

As restaurações dentárias salientes há muito que são vistas como um fator que contribui para a gengivite e para uma possível perda de inserção periodontal. Representam uma preocupação significativa, uma vez que a sua prevalência foi estimada em 25-76% para todas as superfícies restauradas. Burnsvold & Lane 1990. É geralmente aceite que as restaurações salientes contribuem para a inflamação gengival devido à sua capacidade de retenção de placa bacteriana.[47] Gilmore & She ham 1971 ilustraram a perda óssea radiográfica interproximal adjacente a dentes posteriores com restaurações salientes. High field &po-well 1978 demonstraram que a remoção do overhanging mais o controlo profissional da placa bacteriana melhoraram os índices gengivais e as pontuações ósseas.[48] Jeffcott e Howell 1980 demonstraram uma ligação entre a severidade do overhang e a quantidade de destruição periodontal. Com base na avaliação radiográfica de 100 dentes com saliências e 100 sem saliências, relataram uma maior perda óssea à volta dos dentes com grandes saliências. A gravidade da perda óssea foi diretamente proporcional à gravidade da saliência. As saliências foram designadas como grandes se ocupassem >51% do espaço interproximal. As saliências pequenas e médias (<20% e 20-50%) do espaço interproximal, (respetivamente) não foram associadas à perda óssea.[49] Lang et al. 1983 investigaram os aspectos específicos da acumulação bacteriana local associada à restauração em saliência. Cinco MOD de ouro em camadas com saliências de 1mm foram colocadas em molares mandibulares de estudantes de medicina dentária saudáveis durante 9-27 semanas. Foram substituídos num desenho cruzado por onlay com margens clinicamente perfeitas. A colocação de saliências subgengivais resultou numa alteração da microflora associada para uma semelhante à flora observada na periodontite crónica dos adultos. Foram observadas proporções aumentadas de bastonetes anaeróbios gram-negativos, em particular Bacteroides de pigmentação preta.[50] Chen et al. 1987 avaliaram dentes humanos extraídos com superfícies salientes. Pack et al. 1990 avaliaram a prevalência de saliências de restaurações e a doença periodontal associada em 100 pacientes que tinham terminado recentemente o tratamento. Sessenta e dois por cento de todas as restaurações proximais apresentavam saliências. Quando adjacentes a dentes vizinhos, as margens salientes também afectaram significativamente o estado periodontal desses dentes.[51]

Assim, as saliências não só aumentam a massa da placa, como também aumentam os agentes patogénicos periodontais específicos na placa. A maioria das restaurações com saliência pode ser recontornada sem substituir a restauração, e isto deve ser considerado um componente padrão do tratamento não cirúrgico. Foi sugerida uma variedade de dispositivos para a remoção de saliências, a maioria com base em opiniões clínicas. Um estudo demonstrou que uma ponta de diamante motorizada é mais rápida para remover saliências e conduz a uma restauração mais lisa em comparação com scalers sónicos e curetas, respetivamente Spinks et al.1986.[52]

As saliências também podem causar anéis no espaço interproximal, dificultar a limpeza com fio dental e causar deslocamento da gengiva. Isto pode explicar porque é que as Restaurações Dentárias Salientes mais pequenas foram consideradas menos destrutivas do que as maiores Bjorn et al. 1969.Jeff coat & Howell 1980. Viola don da largura biológica Maynard & Wilson 1979 pela restauração dentária pendente é outro mecanismo possível pelo qual eles podem danificar o periodonto. Em resumo, o mecanismo pelo qual as saliências contribuem para a doença periodontal é provavelmente multifacetado. As saliências não só promovem um aumento da massa da placa, como também aumentam os agentes patogénicos periodontais específicos na placa. Para além disso, podem causar danos ao interferir com o espaço interproximal e com a largura biológica.[53]

2.3 Interações periodontais-protéticas

A preparação dos dentes abaixo da gengiva a uma velocidade de 200.000 rpm com instrumentos de corte rápido causa traumas de gravidade variável no epitélio sulcular e, frequentemente, no tecido conjuntivo subepitelial. Quando ocorrem hemorragias durante a preparação dos dentes, isso implica a abrasão do revestimento epitelial do sulco e a exposição do tecido conjuntivo subjacente. Um novo epitélio proliferará para cobrir a ferida de tecido conjuntivo exposto e a cicatrização ocorrerá normalmente dentro de 8-14 dias. Quando o tecido é saudável antes da preparação do dente, a hemorragia ligeira devida à abrasão do epitélio sulcular é normalmente insignificante.[54]

Muitos periodontistas consideram que os tipos de eliminação de bolsas empregues durante a terapia têm uma importância significativa na preparação para a restauração de cobertura total quando se realiza a cirurgia gengival ou a curetagem de tecidos moles; a preparação pode ser iniciada aproximadamente um mês após a cicatrização final. No entanto, considera-se que é obrigatório um período de espera de dois ou três meses. Isto deve-se principalmente ao facto de as novas margens gengivais/papilas necessitarem de um período mais longo, o controlo da placa sem cirurgia pode demorar mais de 1-2 meses para que a sua arginina estabilize. Outra razão para este período prolongado é um fenómeno descrito pela primeira vez por Goldman como "creeping attachment" (fixação rastejante). O rastejamento oclusal da gengiva pode ocorrer imprevisivelmente até oito ou doze semanas de pós-operatório.

2.4 Efeitos da preparação das margens[55]

Os efeitos das preparações marginais que violam a largura bio-lógica foram demonstrados num relatório de Carnevale et al. 1983. O tecido conjuntivo marginal e interproximal foi removido, expondo o osso da crista interproximal em cães. Os dentes receberam um dos seguintes preparos marginais que se estenderam até a crista alveolar: 1) chanfro; 2) borda de pena; 3) ombro; ou 4) nenhuma preparação. O exame histológico revelou uma cicatrização completa aos 90 dias, com os locais experimentais a demonstrarem aproximadamente 1 mm de reabsorção óssea da crista, enquanto os locais de controlo não apresentavam perda óssea ou perda de inserção. A preparação dos dentes para coroas com margens creviculares pode ser efectuada de forma relativamente traumática. Com um tratamento criterioso. Dragoo e Williams 1982A e 1982B prepararam dentes humanos programados para extração, os dentes foram subsequentemente removidos em bloco com o tecido mole adjacente. O exame histológico indicou que a preparação do dente precedida pela colocação do fio de retração sofreu um trauma mínimo do tecido mole. Os dentes preparados sem fio de retração que receberam posteriormente fio de retração, eletrocirurgia ou curetagem gengival rotativa sofreram vários graus de danos nos tecidos moles.[56]

Colocação de margens[57]

Quando as margens violam a largura biológica, existe a possibilidade de perda de fixação e migração apical do epitélio juncional. Parma-Benfenati et al. 1986 colocaram restaurações de amálgama a 4 mm coronal à crista alveolar em cães após reflexão de retalho de espessura parcial. Os retalhos foram posteriormente posicionados apicalmente. Os resultados histológicos de doze semanas demonstraram aproximadamente 5 mm de perda óssea em septos ósseos finos adjacentes às margens da restauração da crista. Num desenho de estudo semelhante, Tal et al. 1989 colocaram restaurações de amálgama com margens faciais na crista alveolar após o acesso ao retalho mucoperiosteal Os locais de controlo receberam reflexão do retalho mucoperiosteal, mas não receberam restaurações. Às 57 semanas, os locais experimentais demonstraram uma média de 3,16 mm de recessão marginal, 1,17 mm de perda óssea e 0,90 mm de ligação ao tecido conjuntivo. As localizações de controlo apresentavam 0,46 mm de recessão marginal, 0,15 mm de perda óssea e 4,47 mm de inserção de tecido conjuntivo. Embora a "largura biológica" pós-estudo. Aparentemente alterada em relação às medições pré-estudo, a perda de inserção estava obviamente relacionada com a violação da largura biológica. Dragoo e Sullivan 1982A e 1982B examinaram os efeitos da colocação de margens subgengivais utilizando coroas provisórias em acrílico em dentes humanos programados para remoção. As preparações de ombro com um bisel gengival foram seguidas pela colocação de coroas temporárias. Clinicamente, as coroas com margens curtas pareciam cicatrizar mais favoravelmente. O exame histológico dos dentes e dos tecidos moles adjacentes, removidos às 4 semanas, indicou que as coroas com margens longas deram a resposta de cicatrização mais ideal. Isto foi atribuído principalmente à sua capacidade de evitar que o tecido mole colapsasse sobre o ombro e comprometesse o assentamento completo da restauração permanente. [58]Flores-de-Jacoby et al.1989 estudaram o efeito da localização da margem da coroa na saúde periodontal e nos tipos de morfologia da placa bacteriana (microscopia de campo escuro) às 6 a 8 semanas e 1 ano após a colocação da restauração. O índice de placa, o índice gengival, as profundidades de sondagem e o fluxo de fluido do sulco foram significativamente mais elevados para os locais com margens subgengivais em comparação com as margens gengivais ou supragengivais. A placa do grupo da margem subgengival também tinha contagens significativamente mais baixas de cocos e contagens mais altas de espiroquetas, formas fusiformes, bastonetes e filamentos, em comparação com as margens gengivais ou supragengivais. Os autores concluíram que as margens subgengivais estão associadas a uma maior acumulação bacteriana e a uma composição menos favorável da placa bacteriana. As margens supragengivais foram mais favoráveis, enquanto não houve indicação clara de que as margens gengivais fossem prejudiciais.[59] Settler e Bissada 1987 investigaram a interação das margens subgengivais da coroa em áreas de zonas estreitas (< 2,0 mm) e largas (> 2,0 mm) de tecido queratinizado em 58 dentes. Os autores assumiram que as áreas que mostravam recessão na proximidade das margens da coroa significavam que a margem original da coroa era subgengival. As zonas estreitas de tecido queratinizado tinham um índice gengival (IG) significativamente mais elevado do que as margens subgengivais com uma zona larga de gengiva. O índice gengival não diferiu entre zonas estreitas e largas de gengiva em áreas sem margens subgengivais. Os autores recomendaram o aumento da zona de tecido queratinizado se a colocação de margens subgengivais for planeada numa área com < 2 mm de tecido queratinizado e onde não se pode prever uma higiene oral óptima. As razões para a colocação de margens intra-creviculares incluem a remoção de cáries ou restaurações defeituosas, o desenvolvimento de uma retenção adequada, a prevenção da sensibilidade radicular e/ou a estética. Quando a colocação de margens intra-creviculares não é indicada, devem ser feitas todas as tentativas para manter as margens supra marginais; não há garantia de que elas permanecerão na posição desejada. Valderhaug e Birkeland 1976 avaliaram 98 pacientes com coroas e próteses parciais fixas ao longo de 5 anos. Inicialmente, 59% das margens das coroas estavam localizadas intra crevicularmente; após 5 anos, apenas 35% permaneciam nesta localização. A profundidade média de sondagem e o IG aumentaram e a perda de inserção foi maior adjacente aos dentes com margens intra-creviculares, enquanto os dentes com margens supragengivais tiveram profundidades de sondagem e índices gengivais reduzidos e menos perda de inserção .[60]

Carnevale et al. 1990 avaliaram retrospetivamente 510 coroas unitárias (350 molares, 139 pré-molares e 21 dentes anteriores) que tinham sido re-preparadas durante a cirurgia de retalho e óssea pelo menos 1 ano antes. As localizações das margens das coroas foram categorizadas como supragengivais, subgengivais ou na margem gengival e foram avaliadas quanto a diferenças clinicamente significativas no que diz respeito à placa bacteriana, gengivite e profundidade de sondagem. Os 109 pacientes do estudo tinham sido tratados para doença periodontal moderada a avançada e foram observados num intervalo de 1 a 6 meses. Não foram encontradas diferenças estatisticamente significativas entre os dentes restaurados e os não restaurados relativamente à placa bacteriana e à inflamação gengival. As coroas que terminavam na margem gengival tinham a maior percentagem de pontuações GI de 0, seguidas pelas margens subgengival e supragengival. Aquando do reexame, 95,5% dos dentes apresentavam profundidades de sondagem inferiores a 3 mm; 4,1%, de 4 a 5 mm; e 2 dentes >5 mm. Menos de 1% sangrou à sondagem.[61]

ORIENTAÇÕES PARA A COLOCAÇÃO DE MARGENS

A estimativa exacta da fenda gengival é importante para assegurar que as margens não interferem com a largura biológica. Para tal, é necessário utilizar uma sonda periodontal.

EISMANN et al[62] estimaram a profundidade da fenda saudável em 2 mm a 3 mm e recomendam a colocação de margens 1,5 mm a 2 mm abaixo da crista gengival.

As medições mais pequenas estão de acordo com as de Gariulo et al. que descobriram que a profundidade média das fendas se situa entre 0,5 mm e 1 mm, quer sejam adjacentes ao esmalte ou às superfícies radiculares. Por conseguinte, a posição intracrevicular ideal para as margens é 0,5 mm abaixo da crista gengival, especialmente quando a fenda é adjacente à superfície da raiz.[63]

COLOCAÇÕES DE MARGEM

A margem pode ser colocada

a) Acima da crista gengival
b) Na crista gengival
c) No interior do sistema intracrevicular

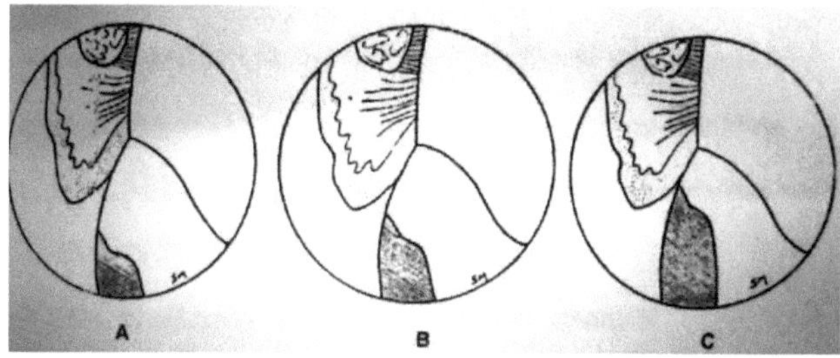

Fig. 15. A terminação gengival da preparação do dente

MARGENS NA CRISTA DA GENGIVA

Harrison 1966 apresentou uma abordagem histológica para a localização da margem e afirmou que a margem deve ser terminada na crista dos tecidos gengivais e não por baixo dela. A evidência que apoia esta ideia é que o epitélio sulcular tem uma camada protetora de queratina, tal como o epitélio oral, pelo que é mais suscetível a lesões do que o epitélio oral.[64]

MARGENS SUPRAGENGIVAIS/MARGEM INTRACREVICULAR

O termo gengiva intracrevicular para a colocação de margem implica o confinamento dentro da fenda gengival. É preferível ao termo margem subgengival porque é mais específico, a margem subgengival pode estender-se ao epitélio juncional e ao tecido conjuntivo, o que viola a largura biológica e resulta em gengivite local.

A irritação subgengival associada à restauração pode dever-se a:

- Um maior potencial de retenção de placa da restauração
- Produtos tóxicos libertados pelo material de restauração.

Indicação

a) A cárie dentária, a erosão cervical ou a restauração estende-se subgengivalmente e os procedimentos de alongamento da coroa não são indicados.
b) As áreas de contacto proximais estendem-se até à crista gengival.
c) É necessária uma retenção adicional
d) É indicada uma modificação do contorno axial.

MARGENS INCORRECTAMENTE ACABADAS

O segundo fator que contribui para a inflamação gengival quando uma restauração é estendida subgengivalmente é a margem mal acabada. Quer se trate de uma técnica direta ou indireta, uma margem colocada subgengival é difícil de terminar e será inevitavelmente uma área de retenção de placa.

ZONA DE GENGIVA INADEQUADA

Um terceiro fator que pode contribuir para a inflamação marginal associada à margem de restaurações colocadas subgengivalmente é a falta de uma faixa adequada de gengiva firmemente ligada ou fixada

2.5 RESTAURAÇÕES PROVISÓRIAS

Waerhaug, em 1980, criou preparações cavitárias que se estendiam subgengivalmente em macacos e cães. As preparações foram subsequentemente preenchidas com resina acrílica autopolimerizável, óxido de zinco e eugenol, ou guta percha. A observação histológica13 a 283 dias após a colocação da restauração indicou a formação inicial de placa na interface dente-restauração, que se espalhou sobre a restauração e, eventualmente, sobre a superfície do dente apicalmente. Mesmo na ausência de placa, a gengivite sub marginal acompanhou as restaurações. A perda de adesão superior a 0,2 mm foi invariavelmente associada à migração apical da placa subgengival (1,0 mm aos 18 dias). A escovagem vigorosa foi eficaz até 0,7 mm abaixo da margem gengival, sugerindo que a extensão sub marginal das restaurações deve ser limitada a não mais do que esta distância.[65]

2.6 RELAÇÕES PERIODONTAIS-PROSTODÔNTICAS

Tecidos moles:

O ambiente associado à colocação do pôntico é o principal fator determinante do sucesso a longo prazo de uma prótese parcial fixa. Se a forma do tecido mole e as caraterísticas da superfície forem consideradas inaceitáveis, as correcções devem preceder o fabrico da restauração Hunt, 1980.[66] Se as circunstâncias o permitirem, o pôntico deve ser colocado sobre tecido queratinizado em vez de sobre a mucosa alveolar. O aumento do rebordo pode ser efectuado através de enxertos conjuntivos internos, enxertos livres de tecidos moles onlay-auto ou transposição do rebordo. Quando o rebordo está coberto por uma quantidade excessiva de tecido mole, a redução do rebordo pode ser efectuada através de gengivoplastia ou redução interna de cunha de tecido mole (por exemplo, reduções de tuberosidade). A cirurgia óssea pode ser indicada quando uma porção óssea do rebordo está coberta por uma fina camada de tecido mole. A cirurgia de redução do rebordo pode ser necessária para aumentar o espaço vertical entre o rebordo residual e a oclusão oposta. A cirurgia (auto-enxerto de tecido mole sem plastia do vestíbulo) também pode ser necessária em áreas onde os vestíbulos pouco profundos complicam a higiene oral ou predispõem a interações adversas entre o tecido mole e o pôntico associadas a próteses fixas ou removíveis. Allen 1988 descreveu técnicas de tratamento mucogengival para melhorar a estética dos dentes anteriores. Ele recomendou que as margens gengivais dos incisivos tivessem um pico ligeiramente distal à linha média dos dentes. Os incisivos centrais, com um comprimento médio de 11 a 12 mm, devem ser 1,5 mm mais compridos do que os laterais. Estas recomendações devem ter em conta se vão ser utilizadas restaurações de cobertura total, evitando a exposição radicular se as restaurações não forem planeadas [67]

Cirurgia de Respectiva Osteoartrite:

Gilbert et al. 1988 analisaram o tratamento restaurador para pacientes com doença periodontal grave que foram tratados com cirurgia de ressecção óssea para redução de bolsas. As considerações prognósticas incluíram a idade do paciente, a condição sistémica, o comportamento do paciente, a forma clínica da doença, a taxa de progressão da doença, a anatomia do dente, a má oclusão e os hábitos. O valor estratégico de cada dente foi avaliado comparando os segmentos anterior e posterior e os segmentos esquerdo e direito. Aos molares e caninos foi atribuído um valor de 3; aos segundos molares, segundos pré-molares e centrais, 2; e aos primeiros pré-molares e laterais, 1. Estes valores eram diminuídos em 1 se o dente apresentasse 50 a 80% de perda óssea, invasões de furca de Classe I ou mobilidade. Com >50% de perda óssea e furca mais envolvida, o valor estratégico era reduzido em 2. Cada segmento tinha que pontuar >3 para que uma prótese fixa tivesse um prognóstico favorável. De acordo com os autores, as considerações estéticas para a cirurgia de ressecção óssea incluem o aumento do comprimento da coroa, com a moldura labial, a linha labial e a sobremordida anterior a exigir consideração. Os planos de tratamento devem incluir preparação inicial; controlo de cáries e reparação de restaurações defeituosas; correção da migração patológica do dente; estabilização provisória; endodontia; periodontia cirúrgica, endodontia pós-cirúrgica; reavaliação clínica e radiográfica às 12 semanas; fase de restauração final e avaliações finais periodontica, endodôntica e protética antes da cimentação final. Os autores consideraram que a prótese definitiva deveria ser dividida em Segmentos de < 6 unidades, as forças oclusais deveriam ser direcionadas ao longo eixo dos dentes e a Cimentação inicial deveria ser temporária (3 meses) seguida de reavaliação.[68]

Contorno da coroa

Eissmann 1971 discutiu os critérios de desenho fisiológico para uma função de restauração eficaz, conforto e higiene. O autor defendeu formas axiais que proporcionassem proteção e estimulação. Os contornos de proteção foram descritos como convexos (proeminências), enquanto os contornos de estimulação eram côncavos (calhas, embrasures). As convexidades protectoras estão relacionadas com o comprimento da coroa clínica, diminuindo em proeminência à medida que a distância da mesa oclusal à margem gengival livre aumenta. O contorno fisiológico do dente tem como objetivo minimizar a retenção de placa bacteriana, expondo a maior área possível da coroa clínica à limpeza por padrões de fluxo alimentar, musculatura e dispositivos mecânicos de higiene oral. [69]

O sobrecontorno causa acumulação de placa bacteriana e inflamação e é potencialmente mais prejudicial para o periodonto do que o subcontorno. Você delis et al., 1973. Os contornos supragengival e subgengival devem ter um perfil ou ângulo de emergência plano Kay, 1985. O contorno subgengival é uma extensão desta relação para o sulco. O carácter e a dimensão dos tecidos gengivais são as principais variáveis que afectam os contornos subgengivais. O tecido fino e friável é menos tolerante à invasão de restaurações subgengivais e é mais suscetível à retração e recessão marginal. Becker e Kaldahl 1981 enfatizaram o acesso à higiene oral e sugeriram diretrizes para os contornos das coroas. As diretrizes incluíam: 1) Contornos vestibulares e linguais "planos" e não "gordos": o contorno vestibulolingual normal dos dentes sem cárie é plano com uma protuberância vestibulolingual, geralmente < 0,5 mm mais larga do que a junção cemento-esmalte.2) Embrasures abertos: os embrasures devem ser suficientemente largos para permitir espaço adequado para a papila e acessibilidade para limpeza. 3) As áreas de contacto devem situar-se no terço coronal da coroa e na parte vestibular em relação à fossa central, o que cria uma grande abertura lingual para uma saúde óptima da papila lingual. 4) A furca exposta deve ser "canelada" ou "em forma de barril".[70]

Pônticos

Stein 1966 examinou 500 pônticos para determinar as reacções dos tecidos moles associadas a vários designs e materiais de pônticos. Todas as cristas apresentavam sinais histológicos de infiltração de tecido conjuntivo, com as áreas envolvidas a demonstrarem uma infiltração mais superficial e grave. Quando o tecido foi excisado do rebordo residual, ocorreu uma redução transitória de 1 mm na altura do tecido; no entanto, a altura original do rebordo regressou ao fim de 1 ano, independentemente de ter sido colocado um pôntico. Quando foram colocados pônticos polidos com abas de rebordo, 90% produziram uma inflamação visível da mucosa, independentemente do material (ouro, porcelana, acrílico); além disso, o uso diário de fio dental sob o pôntico agravou o problema. O autor concluiu que o desenho do pôntico era mais importante do que o material utilizado na construção do pôntico. O desenho ideal deve ter um contacto preciso e sem pressão na inclinação facial do rebordo, e todas as superfícies devem ser convexas, lisas e altamente polidas ou vidradas. Este desenho de pôntico oferece o equilíbrio mais favorável entre conforto, suporte e higiene, mas pode parecer inestético anteriormente. Becker e Kaldahl 1981 recomendam o desenho modificado da aba do rebordo posterior e o desenho da aba do rebordo anterior.[71]

Sobre dentaduras

Johnson e Silvers 1987 discutiram as considerações periodontais para próteses sobrepostas. A seleção dos dentes pilares baseia-se em considerações protéticas e periodontais, incluindo o suporte ósseo e a arquitetura, a largura da gengiva aderente, a mobilidade do dente, a anatomia da raiz e a posição do dente. Sugere-se um mínimo de 5 a 6 mm de suporte ósseo. Pode ser necessária uma maior largura de gengiva aderente quando o tecido é sujeito a tensões mecânicas e acumulação de placa que acompanha a prótese. Os padrões de mobilidade são frequentemente melhorados através da redução do rácio coroa/raiz durante a preparação do pilar. Os molares e pré-molares maxilares furcados são más escolhas de pilares devido às concavidades, sulcos e possíveis invasões de furca. No entanto, os dentes ressecados podem ser pilares adequados. A cirurgia periodontal pode ser necessária para reduzir as bolsas, aumentar a gengiva aderida (tecido queratinizado) e aumentar a profundidade vestibular quando indicado. A manutenção é essencial para o sucesso a longo prazo dos pilares de prótese sobre dentes. Os adjuvantes de higiene que utilizam escovas com tufos terminais e a aplicação diária de flúor são benéficos. Os pilares de sobredentadura têm geralmente um aumento da gengivite e os pacientes com uma higiene oral deficiente e manutenção profissional esporádica apresentam frequentemente um aumento das cáries e da perda de fixação nos pilares de sobredentadura .[72]

Contorno de coroa artificial

Relativamente ao contorno da coroa, existem relatos contraditórios sobre os contornos adequados necessários para manter a saúde gengival. Alguns referem que uma coroa artificial deve seguir a anatomia original do contorno do dente para permitir a estimulação funcional e manter a saúde gengival. Yuodelis et al. 1973 demonstraram que quanto maior a quantidade de abaulamento facial e lingual de uma coroa artificial, maior a placa retida na margem cervical. Ehrlich & Hoch man 1980 avaliaram as diferenças nos contornos subgengivais das coroas em quatro pacientes periodontalmente saudáveis e determinaram que outros factores, para além das variações no contorno da coroa de 1 mm, determinavam a resposta gengival. Numa revisão das interações periodontais-protéticas, Becker & Kaldahl 1981 opinaram que os contornos das coroas vestibulares e linguais devem ser "planos", não "gordos", normalmente 0,5 mm mais largos do que a junção do esmalte do cemento, e que as áreas de furca devem ser "fluidas" ou "arredondadas" para acomodar a higiene oral nestas áreas. [73]

Relações de contacto proximais

As impressões clínicas sugerem que os contactos proximais soltos ou abertos são factores que contribuem para a formação de bolsas periodontais. No entanto, a literatura apresenta pontos de vista contraditórios sobre este assunto. Este facto pode dever-se aos diferentes níveis de higiene oral das diferentes populações estudadas. Kepis' & O'Leary 1978, por exemplo, não demonstraram qualquer diferença na degradação periodontal em locais com contactos proximais deficientes em comparação com locais satisfatórios, desde que fosse mantida uma higiene oral adequada. Lara, em 1971, avaliou 121 crânios humanos adultos secos e descobriu que apenas 38 de 206 lesões intra-ósseas (18%) estavam associadas a factores capazes de causar impactação alimentar. Embora o papel da integridade interproximal deficiente possa não ser claro, os contactos abertos que levam à impactação de alimentos são frequentemente desconfortáveis para o paciente, e ainda é geralmente aceite que os contactos interproximais apertados são importantes para a saúde gengival. Hancock et al. 1980 avaliaram 40 recrutas navais para determinar a relação dos contactos interdentários no estado periodontal. Os resultados não revelaram uma relação significativa entre o tipo de contacto e o índice gengival ou a profundidade de sondagem. No entanto, foi observada uma relação significativa entre a impactação de alimentos e o tipo de contacto (maior impactação de alimentos em locais com contactos abertos ou soltos), e entre a impactação de alimentos e a profundidade de sondagem. Estas conclusões ajudam a apoiar a noção de que a impactação de alimentos contribui para a doença periodontal.[74]

Alongamento cirúrgico da coroa

A cirurgia de aumento de coroa tem como objetivo aumentar o comprimento da coroa clínica por várias razões. A coroa clínica é a porção do dente que se estende oclusal ou incisalmente a partir do tecido mole de revestimento, normalmente a gengiva Academia Americana de Periodontologia 1992. Os dentes com cáries subgengivais ou encurtados por cáries extensas, fracturas, coroas clínicas curtas com ou sem deficiências estéticas e dentes encurtados por exposição incompleta da coroa anatómica são todos candidatos a alongamento cirúrgico. Muitas vezes, o facto de não se efetuar a cirurgia antes da colocação da margem nestas situações leva a que as margens sejam colocadas demasiado perto da crista alveolar, invadindo assim o espaço de largura biológica. Por conseguinte, nas fases iniciais do planeamento do tratamento restaurador, se o clínico considerar que a margem da restauração final ficará a r3 mm da crista óssea alveolar, deve ser recomendado o alongamento da coroa. Isto pode ser efectuado não só por cirurgia, mas também por erupção ortodôntica forçada, ou uma combinação de ambos. Inúmeros factores podem determinar se o alongamento da coroa é necessário e, muitas vezes, mais importante, se um determinado dente (ou dentes) é de facto um candidato à cirurgia de alongamento da coroa. Antes de proceder à cirurgia, o clínico deve sempre considerar primeiro se a extrusão ortodôntica é apropriada. A não consideração da extrusão ortodôntica pode levar a resultados cosméticos pobres (ou seja, recessão gengival, particularmente em dentes anteriores), pior relação coroa/raiz e perda de suporte ósseo nos dentes adjacentes Ingber et al. 1977.[75]

Muitas vezes, a cárie ou a falta de estrutura do dente exige a remoção do osso a um ponto em que o suporte periodontal do dente fica comprometido, uma furca é exposta ou resulta numa relação coroa/raiz inadequada. Se estas situações forem antecipadas, o plano de tratamento deve ser reavaliado e o valor estratégico do dente deve ser considerado. Além disso, questões estéticas devem ser avaliadas pré-cirurgicamente, particularmente se for necessário o alongamento da coroa para os dentes anteriores.

Embora muitas situações o exijam, a cirurgia de alongamento de coroas é frequentemente subutilizada. Devido a este facto, é depositada demasiada confiança nas restaurações de pilar e núcleo e na colocação de margens subgengivais profundas para obter uma retenção adequada para fins de restauração Allen 1993. Isto leva muitas vezes a fracturas radiculares no caso de restaurações post and core, e à violação da largura biológica no caso de margens subgengivais profundas. Estes factores contribuem para uma maior despesa e frustração para o paciente, complicando assim ainda mais a terapia restauradora e periodontal. Os métodos cirúrgicos para o alongamento da coroa incluem (a) gengivectomia, (b) cirurgia de retalho posicionado apicalmente (APF) e (c) retalho posicionado apicalmente com redução óssea A gengivectomia e o retalho posicionado apicalmente sem redução óssea são limitados porque a remoção óssea é frequentemente necessária para proporcionar uma distância adequada entre a crista óssea e a margem de restauração prevista, permitindo a largura biológica. Por conseguinte, o retalho posicionado apicalmente com cirurgia óssea é a técnica mais comum para a cirurgia de alongamento de coroas. O retalho posicionado apicalmente com cirurgia óssea consiste numa incisão em bisel invertido e subsequente reflecção do retalho mucoperiosteal. As incisões de liberação vertical são freqüentemente feitas para permitir melhor acesso e posicionamento apical do retalho. As incisões iniciais podem ser intramusculares, se a largura da gengiva for estreita, ou escalopadas, se a largura da gengiva for larga. Geralmente, um dente adjacente de cada lado do dente a ser alongado é incluído no procedimento cirúrgico para permitir o contorno adequado da gengiva e do osso subjacente. O recontorno ósseo inicial é efectuado com a utilização de peças manuais rotativas e depois completado com cinzéis e curetas para obter a redução pretendida, mantendo um contorno ósseo parabólico e recortado para seguir o contorno pretendido da gengiva sobrejacente. Além disso, estão atualmente disponíveis brocas de corte final concebidas para remover osso com um risco mínimo de danificar a raiz.[76]

A maioria dos autores concorda que é necessária uma distância mínima de 3 mm entre a crista óssea e a margem de restauração final após um procedimento de alongamento de coroa para permitir que a margem termine supragengivalmente Bragger et al. 1992. Assim, 3 mm permite 1 mm de ligação do tecido conjuntivo supracrestal, 1 mm de epitélio juncional e 1 mm para a profundidade do sulco. Deve-se notar novamente, entretanto, que 3 mm assume uma largura biológica de aproximadamente 2,04 mm, baseada nos achados de Garguilo. É importante lembrar que houve uma variação individual significativa no estudo de Garguilo, especialmente na ligação epitelial, portanto, pode ser mais razoável permitir mais de 3 mm entre a margem da restauração e o osso da crista para permitir a variação individual.[77]

Wagenberg et al.1989, de facto, sugeriram uma distância de 5 mm entre o osso e a margem de restauração. Eles afirmaram que o comprimento da coroa clínica, a localização das furcações e as considerações estéticas limitam a cirurgia. Também defenderam a espera de 8 a 12 semanas antes do tratamento protético final. Este grupo observou que a remoção de osso é inerentemente não natural para o periodontista e, por isso, os clínicos têm tendência para remover muito pouco osso durante os procedimentos de alongamento da coroa. Outros também defenderam a necessidade de 5 mm entre o osso e a restauração para garantir uma redução óssea adequada. Considera-se que 5 mm permitirá variações individuais nas dimensões biológicas da largura e evitará que o clínico remova demasiado pouco osso. O fenómeno da redução insuficiente foi recentemente demonstrado por Herero et al. 1995.[78] Eles avaliaram a quantidade de alongamento real da coroa cirúrgica alcançada durante a cirurgia em relação ao objetivo desejado de 3 mm. Clínicos com diferentes níveis de experiência realizaram os procedimentos de alongamento e um examinador separado efectuou as medições antes, durante e 8 semanas após a cirurgia. Os resultados demonstraram uma redução média de 2,4 mm, menos 0,6 mm do que o necessário para atingir o objetivo de 3 mm. Além disso, os clínicos experientes obtiveram uma maior redução óssea. Os autores concluíram que os clínicos poderão ter de ser mais agressivos e efetuar medições durante a cirurgia para atingir o objetivo desejado de redução óssea. Pontoriero & Carnival 2001 demonstraram os efeitos indesejáveis da redução óssea mínima durante a cirurgia de alongamento de coroa. Oitenta e quatro dentes foram submetidos a procedimentos de alongamento de coroa e foram seguidos durante 1 ano no pós-operatório. Enquanto inicialmente uma média de 3,9 mm de nova estrutura dentária foi exposta, 1 ano após a cirurgia.[78.79]

Enquanto inicialmente uma média de 3,9 mm de nova estrutura dentária foi exposta, 1 ano depois ocorreu uma média de 3,05 mm de deslocamento coronal da gengiva, resultando assim num ganho médio global do comprimento da coroa de 0,85 mm. Em todos estes procedimentos cirúrgicos, enquanto a margem gengival foi reposicionada apicalmente após a cirurgia, foi efectuada uma redução óssea mínima (aproximadamente 1 mm). Este estudo demonstra a importância de uma redução adequada da crista alveolar para permitir uma localização desejável da margem gengival final. Um problema comum durante a cirurgia de alongamento da coroa é que o cirurgião não consegue determinar com precisão onde o dentista restaurador colocará a margem restauradora final. Por conseguinte, é imperativo que o cirurgião e o dentista responsável pela restauração comuniquem antes do tratamento. Quando a incerteza persiste, é possível obter um resultado bem sucedido se o cirurgião seguir determinados princípios básicos. Quando uma restauração de amálgama ou compósito é planeada para um dente específico, o clínico deve permitir uma distância de aproximadamente 4 mm entre a extensão apical da margem de restauração planeada e a crista alveolar. Esta distância terá em conta as variações individuais de largura biológica e, muito provavelmente, "assegurará" a existência de espaço suficiente entre a crista óssea e a eventual margem da restauração. Para os dentes que estão planeados para restaurações postiças e de núcleo, o cirurgião deve deixar pelo menos 5-6 mm de dente exposto acima da crista óssea. Isto permite novamente 4 mm desde a crista alveolar até à margem de restauração, ao mesmo tempo que se contabiliza um comprimento de ferrolho de 1,5 mm. O efeito de virola refere-se à ideia de que um colar metálico de coroa que envolve as paredes paralelas da dentina deve estender-se pelo menos 1,5 mm apicalmente ao ombro do preparo Libman & Nicholls 1995 Para dentes planeados para restaurações de coroa, geralmente estes casos apresentam o dente ou partes do dente fracturados ou cariados na margem gengival. O clínico deve proporcionar uma exposição coronal suficiente para permitir a retenção adequada da coroa, juntamente com o aplainamento de uma distância de 4 mm da margem da restauração até à crista alveolar. O clínico também deve ter em mente que a reabsorção óssea geralmente segue a cirurgia de ressecção óssea. Foi estimado que ocorre uma reabsorção óssea adicional de 0,6-0,8 mm até 1 ano após a cirurgia óssea Wilder man et al.1970, Selipsky 1976.[80]

Bragger et al. 1992 completaram um dos poucos estudos controlados que avaliaram as alterações periodontais na fase de cicatrização após o alongamento cirúrgico da coroa. Vinte e cinco pacientes que foram submetidos a cirurgia foram monitorizados durante 6 meses. Os parâmetros clínicos de 43 dentes de teste e 42 dentes de controlo foram avaliados utilizando uma tala de acrílico como referência. Os resultados demonstraram uma redução da crista alveolar de 1-2 mm após a cirurgia em 53% dos casos. A remoção de 3-4 mm de osso foi efectuada em 4% dos casos. A recessão média dos tecidos após a cirurgia foi de 1,32 mm, enquanto 29% dos locais demonstraram recessão gengival de 1-4 mm entre 6 semanas e 6 meses de pós-operatório. Os níveis de inserção ou as profundidades de sondagem não se alteraram após 6 semanas de cicatrização Bragger et al. 1992. Este estudo apoia o conceito de não efetuar tratamentos de restauração durante pelo menos 6 semanas após a cirurgia de alongamento da coroa. Além disso, devido à possibilidade de recessão, pode ser indicado adiar a colocação de margens durante 6 meses após a cirurgia em áreas com preocupações estéticas. Alguns investigadores questionaram se as dimensões biológicas da largura regressam após os procedimentos de alongamento da coroa. O grupo de Catton observou que, após a cirurgia óssea e o flap posicionado apicalmente, havia uma distância reduzida entre a margem gengival e a extensão apical do epitélio juncional Caton & Nyman 1981. ,[81]Além disso, uma vez que é amplamente conhecido que a cirurgia óssea resulta em reabsorção óssea crestal Wilder man et al. 1970, surgiram questões quanto à natureza exacta da unidade dento-gengival após a cirurgia de ressecção óssea. Oakley et al. 1999 investigaram a formação da unidade dento-gengival após a cirurgia de alongamento da coroa em primatas não humanos. O alongamento da coroa foi efectuado na região dos incisivos de três macacos adultos. A análise histométrica revelou que a largura biológica é restabelecida após o procedimento. O epitélio juncional é estabelecido na extensão apical do alisamento radicular. O espaço para a fixação do tecido conjuntivo supracrestal é criado pela reabsorção crestal do osso alveolar. Isso contradiz a visão de alguns autores que opinaram que o tecido conjuntivo supracrestal se reformaria coronalmente à extensão apical do alisamento radicular, necessitando assim de uma maior exposição da estrutura dentária durante a cirurgia.

2.7 AVALIAÇÃO LONGITUDINAL DO TRATAMENTO PERIODONTAL-PROTÉTICO

Nyman e Lindhe 1979 avaliaram longitudinalmente o tratamento combinado periodontal e protético de pacientes com doença periodontal avançada. Os participantes incluíram 251 pacientes com dentições desprovidas de 50% ou mais do suporte periodontal que tinham recebido cirurgia periodontal e reabilitação protética. Foram efectuadas avaliações clínicas e radiográficas iniciais após o tratamento e anualmente durante 5 a 8 anos. Os índices de placa e gengival baixos foram mantidos durante o período de 5 a 8 anos. Não ocorreu qualquer perda adicional de inserção e os níveis ósseos foram mantidos para todos os tipos de próteses parciais fixas, incluindo cantilevers. Este estudo sugere que os tecidos periodontais que rodeiam os pilares das próteses parciais fixas não reagem de forma diferente dos tecidos que rodeiam os dentes sem pilar. É de salientar que as margens supragengivais e a excelente higiene oral foram consistentemente observadas na população estudada.[83] Nyman e Ericsson 1982 selecionaram aleatoriamente 60 próteses parciais fixas (PPF) do estudo anterior, entre os 8 e os 11 anos, para uma avaliação mais aprofundada. Foram determinadas as avaliações radiográficas da área de superfície da raiz, a percentagem da raiz no osso, a área do ligamento periodontal normal para o pôntico e a percentagem da área de superfície do ligamento periodontal do pilar para o pôntico. Apenas 5 próteses parciais fixas (FPDs) cumpriram a lei de Ante, com a área de superfície PDL dos pilares a ser igual ou superior à área calculada da superfície da raiz do pôntico. As alturas ósseas de todas as próteses parciais fixas (FPDs) mantiveram-se inalteradas durante o período de observação. Nenhuma das Próteses Parciais Fixas falhou devido a razões periodontais durante o período de 5 a 8 anos, enquanto 26 das 332 falharam devido a perda de retenção, fratura dos dentes pilares ou fratura do trabalho da ponte.[84]

Silness 1980 reviu investigações selecionadas sobre a saúde periodontal adjacente a próteses fixas, examinando os conceitos que tinham surgido e relacionando-os com práticas clínicas reais. A revisão incluiu 342 indivíduos com 357 pontes que tinham sido colocadas até 6 anos, os pacientes foram divididos em 2 grupos. O grupo 1 era composto por 197 indivíduos que tinham recebido tratamento periodontal e receberam instruções de higiene oral antes do tratamento protético. O Grupo 2 era composto por 145 indivíduos que não tinham recebido estas instruções. Outros subgrupos e subestudos foram concebidos para avaliar o padrão de distribuição da placa bacteriana, gengivite, formação de bolsas, efeitos periodontais das margens da coroa e influência das coroas totais e parciais, a relação entre o pôntico e a condição periodontal e o efeito da esplintagem dos dentes adjacentes. O índice de placa, o índice gengival e a profundidade da bolsa afectaram mais as superfícies interproximais do que as superfícies vestibulares, sem diferença entre os pilares e os controlos. Os valores do Grupo 1 foram mais baixos do que os do Grupo 2. As pontes não alteraram a distribuição da placa bacteriana e da doença periodontal. As margens subgengivais mostraram valores de índice de placa, índice gengival e profundidade de bolsa mais elevados do que as margens acima da margem gengival, que, por sua vez, eram melhores do que as margens mesmo com a gengiva. Os autores sugerem que a zona subgengival deve ser o mais lisa possível, de modo a evitar reacções teciduláres prejudiciais; os splints só devem ser utilizados quando as margens dos retentores são supragengivais e as embrasures facilitam a limpeza; e os pônticos devem ser convexos em todas as direcções [85]

Em 38 pacientes que tinham recebido próteses parciais removíveis (RPDs) 8 a 9 anos antes, Chandler e Burdick 1984 avaliaram os parâmetros clínicos e as taxas de cárie, comparando os resultados com os registados nos períodos de 1 a 2 anos. Os dentes foram categorizados como pilares, pilares indirectos (com assento de descanso) e não pilares. Trinta e três (33) das 44 próteses parciais removíveis (RPDs) ainda estavam operacionais, com a função oclusal classificada como razoável a boa. Das 291 incluídas no estudo, 8 foram perdidas em 5 pacientes. Aproximadamente 50% das cáries ocorreram nas superfícies cobertas pela prótese parcial removível, mas não foram observadas diferenças significativas entre os 3 grupos de dentes. As profundidades de sondagem aumentaram significativamente nos 3 grupos quando comparadas com as profundidades pré-inserção, mas não foram observadas diferenças significativas entre os grupos. Os dentes pilares tiveram aumentos significativamente maiores na mobilidade quando comparados com os 2 períodos de tempo. Embora não tenham sido registadas diferenças significativas na inflamação gengival para os 2 períodos de tempo, aos 8 a 9 anos, estava presente mais inflamação gengival nas regiões cobertas pelas próteses parciais removíveis (RPDs). As alterações do nível ósseo alveolar não foram significativas entre os períodos de tempo ou os grupos. Os resultados deste estudo indicam que a saúde dentária a longo prazo pode ser mantida em pacientes que usam próteses parciais amovíveis (RPDs). Bergman et al. 1985 também referiram que as RPDs não comprometiam a saúde dentária a longo prazo. Completaram um estudo longitudinal de 10 anos de 30 pacientes que tinham sido tratados de forma restauradora, periodontal (conforme necessário) e protética com próteses parciais removíveis (RPDs). Foi feita uma tentativa de colocar as margens da coroa supragengivalmente sempre que possível. As próteses parciais removíveis convencionais (RPDs) foram concebidas e fabricadas de modo a manter as bases das próteses, os fechos e as barras o mais longe possível da gengiva. Foram mantidas as chamadas para a higiene oral e o tratamento restaurador necessário. Os parâmetros clínicos, incluindo a higiene oral, o índice gengival, a profundidade da bolsa, a mobilidade, os níveis de osso alveolar, as superfícies cariadas e preenchidas e as preocupações protéticas, foram registados no Dia 0 e aos 1, 2, 4, 6 e 10 anos. Durante o período de acompanhamento de 10 anos, não foram observadas alterações relativamente aos índices de placa e gengival, profundidade de sondagem e mobilidade. Foram encontradas diferenças pequenas e insignificantes nos níveis de osso alveolar marginal proximal para dentes pilares diretos com próteses parciais removíveis de extensão distal (RPDs). O número de superfícies em risco de cárie ou restauração que foram restauradas aumentou de 50,5% para 54,2% durante o período de 10 anos, com uma média de 1 nova superfície por paciente com cárie. O tempo médio de serviço das restaurações foi de aproximadamente 8 anos antes da substituição. Os autores concluíram que, com um programa de medicina dentária preventiva eficaz, as próteses parciais removíveis (PRDs) não terão um impacto adverso na progressão da doença peri-odontal ou das lesões de cárie.[86]

2.8 RESUMO

Levando em consideração a classificação, etiopatogenia, diagnóstico diferencial, terapia, etc., com suas alternativas, propostas por autores renomados, pode-se concluir que, embora as classificações apresentadas sejam bastante abrangentes, elas têm convoluções entre lesões endodônticas e periodontais. As lesões endo-perio são geralmente de natureza independente no início, mas quando progridem sem o tratamento adequado, só elas são motivo de preocupação. Mas o tratamento endodôntico é sempre tentado em dentes periodontalmente saudáveis quando indicado. Assim, se um clínico tiver um conhecimento profundo da doença pulpar e periodontal, pode chegar a um diagnóstico exato e a um plano de tratamento adequado.

CONSIDERAÇÃO PERIODONTAL EM IMPLANTOLOGIA

A implantologia oral reuniu muitas das disciplinas clínicas da medicina dentária. O cirurgião oral, o periodontista, o dentista restaurador e o protésico, todos desempenham o seu papel essencial na colocação e manutenção de implantes orais.

Apesar dos enormes progressos registados no domínio da implantologia oral. O implantodontista oral trabalha com um conhecimento relativamente escasso de todas as interdisciplinas; trabalha sobre uma plataforma empírica, apenas porque, entretanto, pouca investigação foi feita, aproveitando a riqueza de conhecimentos no campo da periodontologia e aplicando direção e confiança.
A atribuição de tal importância à periodontia baseia-se na seguinte conclusão.

(1) O tecido de revestimento de um implante endosteal é semelhante, em muitos aspectos, ao periodonto do dente natural.

(2) O controlo da placa bacteriana à volta de um implante é considerado mais crítico do que à volta de um dente. O periodontista aplica a rotina de controlo da placa bacteriana e efectua a remoção da placa bacteriana, contribuindo para o sucesso final do implante

Durante os anos de desenvolvimento, os implantodontistas começaram a reconhecer que, para que o implante fosse bem sucedido e sobrevivesse durante longos períodos de tempo no ambiente hostil do sistema estomatognático, tinha de haver uma adaptabilidade biológica efectiva entre o material do implante e o tecido do maxilar.

Em particular, tornou-se óbvio que o papel do epitélio gengival e a sua interferência com o pilar do implante eram de importância considerável. Assim, Weinmann teorizou o conceito de um selamento à volta dos implantes dentários. Recentemente, Lavelle e outros salientaram a necessidade de a gengiva aderente se adaptar adequadamente ao implante, proporcionando uma barreira ao movimento de bactérias e toxinas orais para o espaço entre os pilares dos implantes e os tecidos biológicos.

3.1) COMPARAÇÃO DO TECIDO QUE ENVOLVE OS IMPLANTES ORAIS OSSEOINTEGRADOS DA DENTIÇÃO NATURAL

A relação dos tecidos moles com os implantes é comparável à dos dentes, sendo que estes últimos erupcionam mais frequentemente na gengiva e, por conseguinte, ficam rodeados de tecido queratinizado, enquanto os implantes colocados no maxilar restaurado perfuram frequentemente a mucosa alveolar queratinizada. A interface entre as células epiteliais e a superfície de titânio é caracterizada pela presença de hemidesmossomas e de uma lâmina basal. Histologicamente, estudos indicam que essas estruturas epiteliais e essa lâmina própria circundante não podem ser distinguidas das estruturas ao redor dos dentes.[87] Mesmo as alças capilares no tecido conjuntivo sob o epitélio juncional e sulcular à volta dos implantes parecem ser anatomicamente semelhantes às encontradas no periodonto normal.[88]

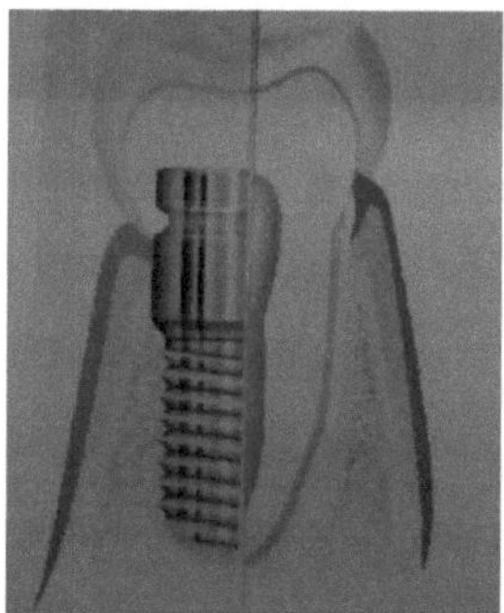

Fig. 16. Periodonto à volta do implante versus periodonto à volta do dente

A altura total da largura biológica é de aproximadamente 3-4mm, em que cerca de 2mm é a ligação epitelial e 1mm é a zona de tecido conjuntivo supracrestal.[89] Verificou-se que esta medida é relativamente constante em 2 mm para o dente natural.[90] Também a nível bioquímico, não existem diferenças entre o tecido mole peri-implantar e o tecido mole periodontal, apesar de terem sido observadas quantidades mais elevadas de colagénio dos tipos V e Vi.[91] O fornecimento vascular da mucosa gengival e oral peri-implantar é mais limitado do que à volta dos dentes. De facto, devido à falta de um ligamento periodontal, este fornecimento vascular é frequentemente reduzido.[92] Ao nível ósseo, a ausência de ligamento periodontal em redor de um implante tem consequências clínicas importantes. Isto significa que não existe uma ligação resiliente entre os dentes e o osso maxilar, pelo que a desarmonia oclusal terá repercussões na interface osso-implante. A principal propriocepção da dentição natural provém do ligamento periodontal; a sua ausência à volta do implante reduz a sensibilidade tátil[93] e a função reflexa.[94]

3.2 SELAGEM BIOLÓGICA À VOLTA DO IMPLANTE

Todos os implantes dentários, quer sejam endósteos, transósteos ou subperiósteos, têm de ter uma estrutura supra ou uma porção coronal suportada por um pilar que tem de atravessar a submucosa oral, que é coberta por epitélio escamoso estratificado, formando um manguito epitelial na cavidade oral. Esta vedação biológica transmucosa torna-se assim um fator essencial para a longevidade do implante, uma vez que deve atuar como uma barreira fisiológica à entrada de placa bacteriana, toxinas, detritos orais e outras substâncias deletérias.

O dentista deve utilizar bons procedimentos de profilaxia dentária e instruir o doente sobre os cuidados domiciliários adequados para manter o tecido gengival e preservar o selo biológico num estado viável e saudável.

Estrutura biológica que forma a colocação cirúrgica de um implante

1) Célula epitelial com membrana celular.

2) Lâmina basal fora da membrana celular

- Lâmina lúcida
- Lâmina densa
- Sub-lâmina lúcida

3) Hemidesmossomas na membrana celular.

- Densidades periféricas
- Partículas piramidais
- Filamento fino

4) Corpo linear na face do implante.

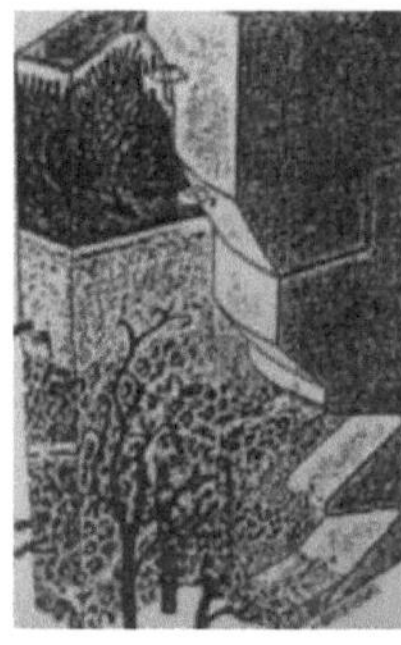

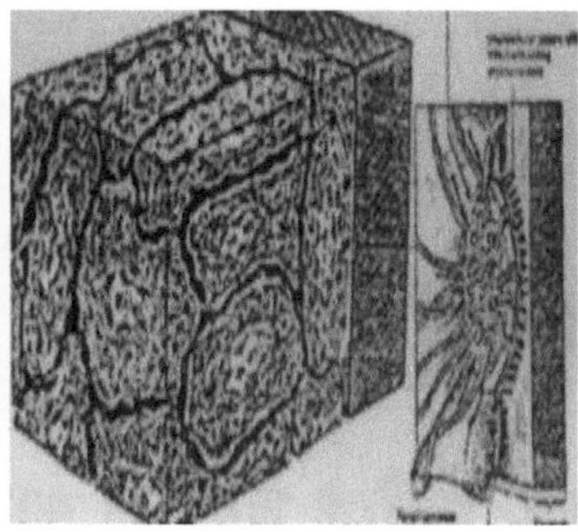

Esquema ampliado da zona de contacto do óxido de titânio na gengiva. A inserção demonstra uma estrutura semelhante a uma hemidemasona que fixa as células epiteliais à superfície do implante

Fig. 17. Selagem biológica à volta do implante

3.3 INTERFACE TECIDO IMPLANTE

O sucesso ou insucesso de um sistema de implantes depende da interferência do tecido do implante ou da cicatrização do tecido à volta do implante. As variáveis que podem influenciar esta interface são a biocompatibilidade do material, o desenho do implante, a superfície do implante, o estado do leito hospedeiro, a técnica cirúrgica e a condição de carga.

Existem duas teorias básicas relativamente à interface osso-implante: uma é a integração fibro-óssea, defendida por Linkow, James e Weiss, e a outra é a integração Osseo, defendida por Bran mark. De acordo com Branematk, a osteointegração é uma definição histológica que significa uma ligação estrutural e funcional direta entre o osso vivo e ordenado e a superfície de um implante de suporte de carga ao nível do microscópio de luz. Diz-se que este contacto ocorre a um nível ultra-estrutural.

33.1 TEORIA DA INTREGAÇÃO ÓSSEA

Brunski, Akagwo e Albertson estudaram e classificaram as interfaces entre o osso e o implante, Bran ski classificou as morfologias que se podem desenvolver no local de interferência mais profundo da extremidade óssea. O implante é classificado como tipo-i, tipo-ii e tipo-iii.

TIPO-i: Consiste em regiões com oposições diretas entre osso e implante. Esta situação foi designada como integração Osseo pela marca Bran.

TIPO-ii: Consiste na defesa de tecido conjuntivo fibroso entre a superfície do implante e o osso. Também tem sido designado por fibro-integração ou formação de pseudo-ligamento periodontal,

TIPO-iii: Consiste em tecido epitelial entre a superfície do implante e o osso, com caraterísticas concomitantes da interface do tipo-ii normalmente também presentes. Esta interface é por vezes designada por integração fibro-óssea.

3.4 O SISTEMA NEUROMUSCULAR EM RELAÇÃO AO IMPLANTE DE OSSEOINTEGRAÇÃO

O sistema neuromuscular funciona controlando o movimento do corpo através da ação reflexa do sistema nervoso central e periférico, o sistema neuromuscular relacionado com a função oral controla fisiologicamente a mastigação, a deglutição e a fala. Quando existe desarmonia oclusal na dentição natural, os receptores locais enviam informações que são transformadas e enviadas através do nervo trigémeo para os músculos e tendões, resultando numa ação reflexa que controla o movimento ou a posição da mandíbula para uma posição sem tensão. Um local de fixação não tem um ligamento periodontal, mas tem uma terminação nervosa localizada perto do local de fixação, que possivelmente detecta dor e temperatura. Existem também receptores de pressão à volta do implante integrado Osseo. Os impulsos provenientes da proximidade dos locais de fixação são transmitidos através do núcleo motor do nervo trigémeo, através dos nervos motores que controlam a atividade muscular de abertura e fecho do maxilar, controlando assim as forças oclusais.

3.5 PRÓTESE IMPLANTO-SUPORTADA

Muitos pacientes que se apresentam para colocação de raízes ou implantes osteointegrados são parcialmente edêntulos. Com o avanço da técnica, são agora colocados múltiplos implantes unitários e múltiplas restaurações fixas em pacientes parcialmente desdentados.

A restauração suportada por implantes pode ser de dois tipos, dependendo da natureza do suporte

1) Próteses fixas mistas de dentes e implantes/compósitos tipo de restauração
2) Restauração fixa total com implantes

3.6 CONSIDERAÇÕES ESTÉTICAS EM PRÓTESES IMPLANTO-SUPORTADAS (CONSIDERAÇÕES PERIODONTAIS)

Um dos desafios mais difíceis na conceção de uma restauração com implantes para o paciente parcialmente edêntulo é conseguir um resultado estético na região gengival e, ao mesmo tempo, manter um acesso fácil para a limpeza. Quando os implantes são posicionados onde existiam dentes naturais, os dentes protéticos podem ser fabricados com uma forma cervical que imita os dentes naturais que substituem. Esta localização permite gerar um perfil de emergência favorável e um espaço de embrasure gengival e, por conseguinte, permite que a prótese seja limpa da mesma forma que um dente suportado.

Uma falha estética comum na restauração de um único dente é a falta de papilas interdentais adjacentes à restauração. Para preservar este tecido, é essencial que o cirurgião manuseie cuidadosamente as papilas durante a colocação do implante e também evite incluir a papila no desenho do retalho durante a ligação do pilar.

3.7 MANUTENÇÃO DO PACIENTE COM IMPLANTE

O aspeto mais crítico da terapia periodontal é o controlo da flora microbiana na área sulcular. Se o paciente não mantiver uma excelente higiene oral e não for capaz de manter uma condição óptima dos tecidos moles e duros, o mal periodontal e restaurador subsequente estará em perigo.

A placa bacteriana ocorre em todas as superfícies dos dentes e restaurações, mas é predominante no terço gengival; está fortemente aderente à estrutura dentária, o que significa que não é removida pela mastigação de alimentos fibrosos. A prevenção da acumulação de placa bacteriana, por meios mecânicos ou químicos, é fundamental para a prevenção da patose dos tecidos duros e moles.

.

TERAPIA INTERCEPTIVA DE APOIO CUMULATIVA (CIST)

Estratégias preventivas e terapêuticas

Dependendo do diagnóstico clínico e, eventualmente, do diagnóstico radiográfico, foram concebidos protocolos de medidas preventivas e terapêuticas para intercetar o desenvolvimento de lesões peri-implantares. Este sistema de terapia de suporte é cumulativo por natureza e inclui quatro passos que não devem ser utilizados como um procedimento único com um potencial anti-infecioso crescente, dependendo da gravidade e extensão da lesão. O diagnóstico, por conseguinte, representa uma caraterística fundamental deste programa de terapia de apoio.

Os principais parâmetros clínicos a utilizar incluem:

1. Presença de um biofilme
2. Presença ou ausência de supuração
3. Presença ou ausência de hemorragia à sondagem
4. Aumento da profundidade de sondagem peri-implantar
5. Evidência e extensão da perda óssea alveolar radiográfica.

Os implantes orais sem placa bacteriana e cálculo e rodeados por tecidos peri-implantares saudáveis, tal como evidenciado por (1) ausência de hemorragia à sondagem, (2) ausência de supuração e (3) profundidade de sondagem que normalmente não excede 3 mm, devem ser considerados clinicamente estáveis. Estes locais não devem ser expostos a medidas terapêuticas. (fig.18)

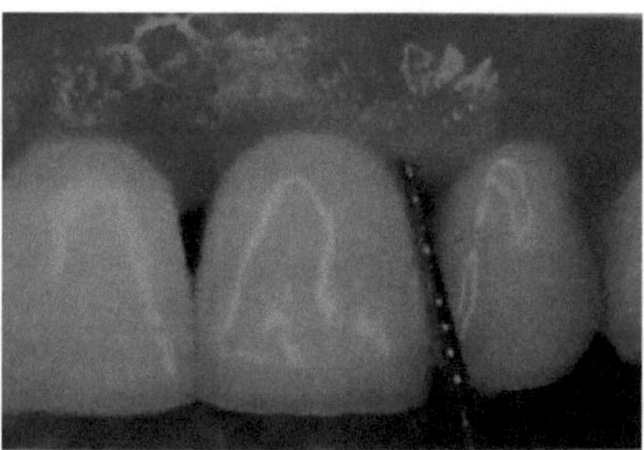

Fig. 18. Implante clinicamente estável com coroa VMK (Região 21) caracterizado pela ausência de hemorragia à sondagem, supuração e uma profundidade de sondagem peri-implantar não superior a 3 mm

DESBRIDAMENTO MECÂNICO; PROTOCOLO CIST A

Os implantes com depósitos de placa e cálculo e rodeados por uma mucosa que é bop positiva mas supuração negativa e com uma profundidade de bolsa de sondagem de 4 mm devem ser submetidos a desbridamento mecânico (fig.19). Enquanto o cálculo pode ser lascado utilizando curetas de fibra de carbono (fig.20) ou de plástico, a placa é removida polindo a superfície do implante com taças de borracha e uma pasta de polimento. As curetas de fibra de carbono não cortam a superfície do implante. Podem ser afiadas e são suficientemente fortes para remover a maior parte da acumulação de cálculo. As curetas de aço convencionais ou os instrumentos ultra-sónicos com pontas metálicas não devem ser utilizados porque podem causar danos graves na superfície do implante[95]

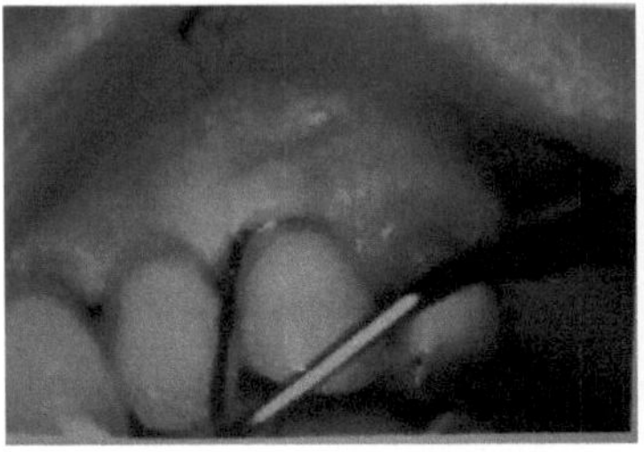

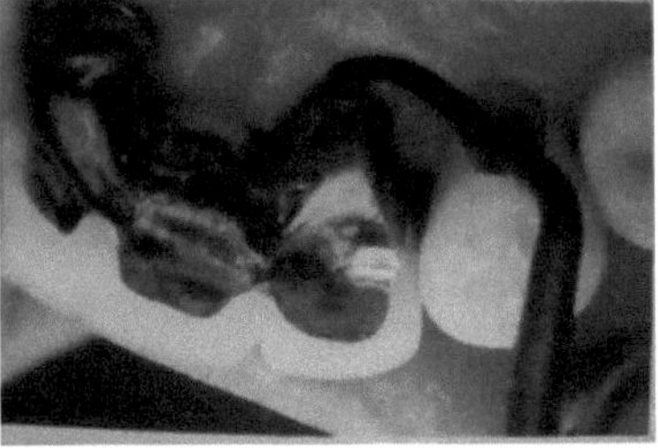

Fig. 19. Mucosite peri-implantar Fig 20. Os depósitos de cálculo podem ser caracterizada pela presença de hemorragia lascada com curetas de fibra de carbono
à sondagem, ausência de supuração com o objetivo de não arranhar a
e uma profundidade de sondagem peri-implantar de 4 superfícies de implante.
mm.

TEARAPIA ANTISSÉPTICA; protocolo CIST A+B

Nos locais dos implantes que apresentem hemorragia à sondagem positiva, uma profundidade de sondagem aumentada (4-5 mm) e que não demonstrem supuração, a terapia anti-séptica é administrada para além do desbridamento mecânico. Assim, é prescrita uma solução de digluconato de clorexidina a 0,2% para enxaguamento diário, ou um gel a 0,2% do mesmo antissético para aplicação no local afetado (Fig. 21). Geralmente, são necessárias 3-4 semanas de terapia anti-séptica para obter resultados positivos no tratamento.

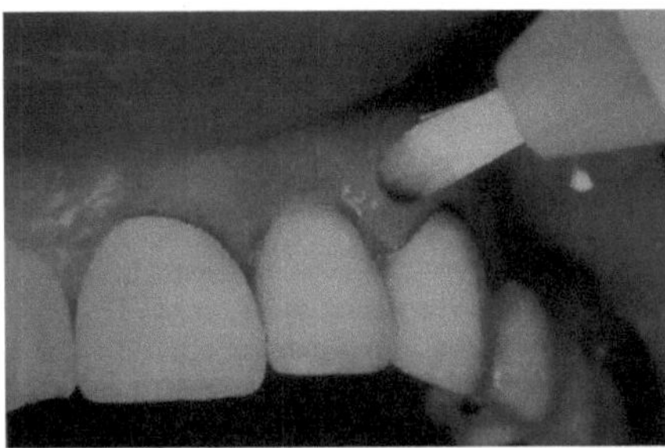

Fig. 21. Limpeza mecânica e anti-séptica. Aplicação de gel de clorhexidina (plakut, 0,2%) num local com mucosite peri-implantar.

TERAPIA ANIBIÓTICA; protocolo CIST A+B+C

Na hemorragia à sondagem de locais de implantes positivos com bolsas profundas (PPD >= 6 mm) (a supuração pode ou não estar presente), também existem frequentemente sinais de perda óssea radiográfica. Estas bolsas representam um habitat ecológico, propício à colonização de agentes patogénicos periodontais Gram-negativos e anaeróbios putativos.[96] O tratamento anti-infecioso deve incluir a utilização de antibióticos para eliminar ou reduzir os agentes patogénicos neste habitat. Isto, por sua vez, permitirá a cicatrização dos tecidos moles, como demonstrado num estudo clínico de Mombelli & Lang.[97] Antes da administração do antibiótico, devem ser aplicados os protocolos mecânico (CIST A) e anti-sético (CIST B). Durante os últimos 10 dias do regime de tratamento anti-sético, é utilizado um antibiótico dirigido contra as bactérias anaeróbias (por exemplo, metronidazol ou ornidazol). Uma alternativa à administração sistémica é a administração local e controlada de antibiótico. No entanto, é necessário ter em conta que, para garantir resultados clínicos bem sucedidos, apenas devem ser utilizados dispositivos com uma cinética de libertação adequada. Assim, o antibiótico deve permanecer **no** local de ação durante, pelo menos, 7 a 10 dias e numa concentração suficientemente elevada para penetrar no biofilme submucoso.[98] Um exemplo de um dispositivo de libertação controlada deste tipo é a fibra periodontal que contém tetraciclina (Actisite, Alza). O efeito terapêutico deste dispositivo de libertação controlada parece ser idêntico ao efeito obtido pela utilização sistémica de antibióticos.[98]

TERAPIA REGENERATIVA OU RESECTIVA; protocolo CIST A+B+C+D

É imperativo compreender que a terapia regenerativa ou respectiva não é instituída até que a infeção peri-implantar esteja sob controlo. Assim, antes de ser planeada uma intervenção cirúrgica, o local previamente doente deve ter-se tornado BoP negativo, não apresentar supuração e revelar uma profundidade de sondagem reduzida. Dependendo da extensão e da gravidade da perda óssea local, decide-se se devem ser aplicadas medidas regenerativas ou outras. Neste contexto, deve compreender-se que o objetivo da terapia regenerativa, incluindo a utilização de uma membrana de barreira, é a formação de osso novo no defeito semelhante a uma cratera em redor do implante, embora a osseointegração de novo possa ocorrer de forma limitada.[98]

3.8 RESUMO

É geralmente aceite que a placa microbiana é um fator primário na irritação e progressão da doença periodontal inflamatória. O segundo fator mais significativo é uma restauração defeituosa. Para além de restaurar a infraestrutura periodontal doente, existem alguns defeitos periodontais estéticos como recessões gengivais, comprimento inadequado da coroa, gengiva hiperpigmentada e espaços interproximais abertos que requerem correção. O reconhecimento destes problemas mucogengivais e um plano de tratamento para a sua correção são pré-requisitos para o sucesso da restauração

Na maioria das bocas que necessitam de uma reabilitação extensa, a acumulação prolongada de placa microbiana excessiva e uma oclusão deficiente causaram a destruição existente, quer se trate de cáries ou de periodontite. Por este motivo, o tratamento é direcionado para o controlo da acumulação de placa bacteriana e para o desenvolvimento de uma oclusão estável.

A preparação correta do dente e a reconstrução adequada da anatomia da restauração são essenciais para a manutenção e preservação de um periodonto saudável. A reconstrução anatómica da coroa com uma adaptação marginal perfeita proporcionará um ambiente adequado para manter a saúde dos tecidos periodontais circundantes. A estimativa exacta da fenda gengival verdadeira é importante para assegurar que a margem não colide com a largura biológica. O dentista deve ter um conhecimento profundo dos padrões estéticos e funcionais da gengiva para determinar a localização exacta das margens e obter um bom resultado final.

INTER-RELAÇÃO PERIODONTAL-ORTODÔNTICA

A inter-relação entre a ortodontia e a periodontia assemelha-se muitas vezes a uma simbiose. Em muitos casos, a saúde periodontal é melhorada pela movimentação ortodôntica dos dentes, enquanto a movimentação ortodôntica dos dentes é frequentemente facilitada pela terapia periodontal. Dentes apinhados e difíceis de limpar podem resultar em acumulação de placa bacteriana e gengivite, o que pode levar a doenças periodontais. O tratamento ortodôntico pode promover a saúde periodontal e pode prevenir doenças periodontais.

Com um número crescente de pacientes adultos a procurar tratamento ortodôntico, é mais provável que se deparem com os problemas de uma dentição afetada por periodontite crónica. Os pacientes adultos representam um desafio para os ortodontistas porque têm grandes exigências estéticas e, muitas vezes, têm condições dentárias que podem complicar o tratamento.

4.1 BENEFÍCIOS DO TRATAMENTO ORTODÔNTICO PARA UM PACIENTE PERIODONTAL

Os objectivos primários do tratamento ortodôntico são a manutenção de uma oclusão funcionalmente sólida, suportada por um periodonto saudável. Um periodonto comprometido é um determinante a ser considerado quando um plano de tratamento é formulado, e somente examinando este aspeto o dentista deve iniciar a terapia ortodôntica.

A terapia ortodôntica pode proporcionar vários benefícios ao paciente adulto com problemas periodontais. Devem ser considerados os seguintes seis factores

1. O alinhamento dos dentes anteriores maxilares ou mandibulares apinhados ou mal posicionados permite ao paciente adulto um melhor acesso para limpar adequadamente toda a superfície dos seus dentes.

2. A resposta ortodôntica vertical dos dentes pode melhorar certos tipos de defeitos ósseos em pacientes periodontais. Muitas vezes, o movimento dentário elimina a necessidade de cirurgia óssea ressectiva.

3. O tratamento ortodôntico pode melhorar a relação estética dos níveis da margem gengival maxilar antes da restauração dentária. O alinhamento ortodôntico das margens gengivais evita o recontorno gengival.
4. Num paciente que sofreu uma fratura grave de um dente anterior do maxilar, que requer uma erupção forçada para permitir uma restauração adequada da raiz. Nesta situação, a extrusão do dente permite que a preparação da coroa tenha uma forma de resistência e retenção suficientes para a restauração final.
5. O tratamento ortodôntico permite a correção de embrasures gengivais abertos para recuperar a papila perdida. Na maioria dos pacientes, estas áreas podem ser corrigidas com uma combinação de movimento radicular ortodôntico, remodelação dentária e/ou restauração.
6. O tratamento ortodôntico pode melhorar a posição do dente adjacente antes da colocação do implante ou da substituição do dente.

4.2 CONTROLO BIOLÓGICO DO MOVIMENTO DENTÁRIO

É necessário considerar o mecanismo de controlo biológico que vai desde o estímulo de aplicação de força sustentada até à resposta de movimentação dentária ortodôntica.

Foram propostos dois mecanismos de controlo:

1. Eletricidade biológica.
2. Teoria da pressão-tensão

1. **Eletricidade biológica** Esta teoria relaciona o movimento dentário, pelo menos em parte, com alterações no metabolismo ósseo controladas pelos sinais eléctricos que são produzidos quando o osso alveolar

Flexiona-se e dobra-se. Inicialmente, pensava-se que os sinais eléctricos que poderiam iniciar o movimento dentário eram piezoeléctricos.

A piezoeletricidade é um fenómeno observado em muitos materiais cristalinos, em que uma deformação da estrutura cristalina produz um fluxo de corrente eléctrica à medida que os electrões são deslocados de uma parte da rede cristalina para outra. Não só o mineral ósseo é uma estrutura cristalina com propriedades piezoeléctricas, como o próprio colagénio é piezoelétrico, e os potenciais gerados pela tensão em amostras de osso seco podem ser atribuídos à piezoeletricidade. Quando se aplica uma força a uma estrutura cristalina (como o osso ou o colagénio), produz-se um fluxo de corrente que desaparece rapidamente. Quando a força é libertada, observa-se um fluxo de corrente oposto. Isto pode ser explicado pela migração de electrões dentro da estrutura cristalina, uma vez que esta é distorcida pela pressão, resultando numa carga eléctrica. Enquanto a força for mantida, a estrutura cristalina é estável e não se observam mais eventos eléctricos. No entanto, quando a força é libertada, o cristal volta à sua forma original e observa-se um fluxo inverso de electrões. Os iões nos fluidos que banham o osso vivo interagem com o complexo campo elétrico gerado quando o osso se dobra, causando alterações de temperatura e sinais eléctricos. As pequenas tensões observadas são designadas por "potencial de fluxo". Já não há dúvidas de que os sinais gerados pelo stress são importantes para a manutenção geral do esqueleto. O tipo de força sustentada usada para induzir o movimento ortodôntico dos dentes não produz sinais proeminentes gerados pelo stress. Quando a força é aplicada, um breve sinal é criado; quando ela é removida, um sinal reverso aparece. Entretanto, enquanto a força é mantida, nada acontece. Se os sinais gerados pelo stress fossem importantes para produzir a remodelação óssea associada ao movimento dentário ortodôntico, uma aplicação vibratória de pressão seria vantajosa. As experiências indicam pouca ou nenhuma vantagem da vibração sobre a força sustentada para a movimentação dentária[99, 100]

Assim, parece que os sinais gerados pelo stress, por mais importantes que sejam para a função esquelética normal, provavelmente têm pouco ou nada a ver com a resposta à movimentação dentária ortodôntica. Talvez uma conclusão justa seja que, embora os sinais gerados pelo estresse não expliquem o movimento dentário, as influências elétricas e eletromagnéticas podem modificar a remodelação óssea da qual depende o movimento dentário e ainda podem ser úteis terapeuticamente.

2. Teoria da tensão de pressão Esta teoria relaciona o movimento dentário com alterações celulares produzidas por mensageiros químicos, que tradicionalmente se pensa serem gerados por alterações no fluxo sanguíneo através do Ligamento Periodontal. A pressão e a tensão dentro do LPD, ao reduzir (pressão) ou aumentar (tensão) o diâmetro dos vasos sanguíneos no espaço do ligamento, poderiam alterar completamente o fluxo sanguíneo[101] . A teoria da tensão de pressão, a teoria clássica do movimento dentário, baseia-se em sinais químicos e não eléctricos como estímulo para a diferenciação celular e, em última análise, para a ocorrência do movimento dentário.

Nesta teoria, uma alteração no fluxo sanguíneo dentro do ligamento periodontal é produzida pela pressão sustentada que faz com que o dente mude de posição dentro do espaço do ligamento periodontal, comprimindo o ligamento em algumas áreas e esticando-o noutras. O fluxo sanguíneo diminui onde o ligamento periodontal é comprimido, enquanto que normalmente é mantido ou aumentado onde o ligamento periodontal está sob tensão.

A alteração do fluxo sanguíneo cria rapidamente alterações no ambiente químico. Estas alterações químicas, actuando diretamente ou estimulando a libertação de outros agentes biologicamente activos, estimulariam a diferenciação e a atividade celular. Em essência, esta visão do movimento dentário mostra três estágios:

1. Alteração do fluxo sanguíneo associada à pressão no ligamento periodontal.
2. A formação e/ou libertação de mensageiros químicos (adenosina monofosfato cíclica, prostaglandinas).
3. Ativação das células.

As duas teorias não são incompatíveis nem se excluem mutuamente. De uma perspetiva contemporânea, parece que ambos os mecanismos podem desempenhar um papel no controlo biológico do movimento dentário.

Efeito da magnitude da força

Quanto maior for a pressão exercida, maior deverá ser a redução do fluxo sanguíneo através das áreas comprimidas do ligamento periodontal, até ao ponto em que os vasos sanguíneos ficam totalmente colapsados e deixa de haver fluxo sanguíneo.

Esta sequência teórica ocorre de facto e foi demonstrada em experiências com animais, em que o aumento da força contra um dente provoca a diminuição da perfusão do Ligamento Periodontal no lado da compressão[102] . As duas teorias não são incompatíveis nem se excluem mutuamente. De uma perspetiva contemporânea, parece que ambos os mecanismos podem desempenhar um papel no controlo biológico do movimento dentário.

Tabela II RESPOSTA FISIOLÓGICA À PRESSÃO SUSTENTADA SOBRE UM DENTE

TEMPO		
PRESSÃO DE LUZ	PRESSÃO PESADA	EVENTO
□1 SEC	□1 SEC	O osso alveolar incompressível do fluido PDL dobra-se, é gerado um sinal piezoelétrico.
1-2 SEC	1-2 SEC	Fluido PDL expresso, o dente move-se dentro do espaço PDL.
3-5 SEC		Vasos sanguíneos no interior do PDL parcialmente comprimidos no lado da pressão, dilatados no lado da tensão; fibras e células do PDL mecanicamente distorcidas.
ACTAS		O fluxo sanguíneo é alterado, a tensão de oxigénio começa a mudar; libertação de prostaglandinas e citocinas.
HORAS		Ocorrem alterações metabólicas: mensageiros químicos afectam a atividade celular, os níveis enzimáticos alteram-se.
□4 HORAS		Níveis aumentados de CAMP detectáveis, a diferenciação celular começa com a PDL
□2 DIAS		O movimento dos dentes começa quando os osteoclastos / osteoblastos remodelam o alvéolo ósseo.
	3-5 SÉCULOS	Vasos sanguíneos no PDL ocluídos no lado da pressão
	ACTAS	Corte do fluxo sanguíneo para a área comprimida do PDL.
	HORAS	Morte celular na área comprimida
	3-5 DIAS	Diferenciação celular nos espaços

		adjacentes da medula, iniciando-se a reabsorção
	7-14 DIAS	A reabsorção subjacente remove a lâmina dura adjacente à PDL comprimida, ocorrendo movimento dentário.

4.3 RESPOSTA DOS TECIDOS

4.3.1 RESPOSTA DOS TECIDOS À FUNÇÃO NORMAL

Durante a função mastigatória, os dentes e as estruturas periodontais são sujeitos a forças pesadas intermitentes. Os contactos com os dentes duram 1 segundo ou menos; as forças são silenciosas e pesadas, variando de 1 ou 2 kg enquanto se mastigam substâncias moles até 50 kg contra um objeto mais resistente. Quando um dente é sujeito a cargas pesadas deste tipo, a deslocação rápida do dente no espaço do ligamento periodontal é impedida pelo fluido incompressível do tecido. Em vez disso, a força é transmitida ao osso alveolar, que se dobra em resposta.

Tabela III RESPOSTA FISIOLÓGICA A UMA PRESSÃO PESADA SOBRE UM DENTE:-

TEMPO(segundos)	EVENTO
□1	Fluido PDL incompressível, o osso alveolar dobra-se, é gerado um sinal piezoelétrico
1-2	Fluido PDL expresso, o dente move-se dentro do espaço PDL

	3-5	Fluido do PDL espremido, tecidos comprimidos; dor imediata se a pressão for forte

Papel do ligamento periodontal na erupção e estabilização dos dentes

O fenómeno da erupção dentária torna claro que as forças geradas dentro do próprio ligamento periodontal podem produzir movimento dentário. O mecanismo de erupção parece depender de eventos metabólicos no ligamento periodontal, incluindo, mas talvez não se limitando à formação, ligação cruzada e encurtamento maturacional das fibras de colagénio. Este processo continua, embora a um ritmo reduzido, na vida adulta. Um dente cujo antagonista tenha sido extraído começará frequentemente a erupcionar novamente após muitos anos de aparente quiescência.

A estabilização ativa também implica um limiar para a força ortodôntica, uma vez que se espera que forças abaixo do nível de estabilização sejam ineficazes. O limiar para a força externa, é claro, variaria dependendo do grau em que a pressão existente nos tecidos moles já estivesse sendo resistida pelo mecanismo de estabilização.[103]

RESPOSTA DO LIGAMENTO PERIODONTAL E DO OSSO À FORÇA ORTODÔNTICA SUSTENTADA

Hong Rayon afirmou que a força ortodôntica afectava não só as propriedades mecânicas do ligamento periodontal dos dentes aos quais a força tinha sido aplicada, mas também as propriedades mecânicas dos dentes distantes.[104]

A resposta à força sustentada contra os dentes é uma função da magnitude da força: forças pesadas levam a um rápido desenvolvimento da dor, necrose de elementos celulares dentro da PDL, e o fenómeno de "reabsorção subjacente" do osso alveolar perto do dente afetado. Forças mais leves são compatíveis com a sobrevivência das células no interior do PDL e com a remodelação do alvéolo dentário através de uma "reabsorção frontal" indolor do alvéolo dentário. Na prática ortodôntica, o objetivo é produzir o movimento dentário tanto quanto possível através da reabsorção frontal, reconhecendo que algumas áreas de necrose do PDL e reabsorção do alvéolo provavelmente ocorrerão, apesar dos esforços para evitar isso.

4.3.2 RESPOSTA DOS TECIDOS A CERTOS TIPOS DE MOVIMENTOS DENTÁRIOS

É fundamental determinar as áreas de tensão máxima, que podem ocorrer na crista ou no ligamento periodontal. Os clínicos tendem a ver o movimento mais simplesmente em termos de intrusão, extrusão, inclinação, translação e torque.

1. **Extrusão dos dentes**

Raymond yunka et al estudaram em animais o efeito da extrusão em dentes com raízes unitárias com doença periodontal avançada.[105]

A erupção ou extrusão de um dente ou de vários dentes, juntamente com a redução da altura da coroa clínica, tem sido relatada para reduzir defeitos infra-ósseos e diminuir a profundidade da bolsa. A erupção de um único dente deve ser distinguida da correção da mordida excessiva e do controlo e dimensão vertical durante a correção ortodôntica de rotina. A extrusão de um dente individual é utilizada especificamente para a correção de lesões ósseas periodontais isoladas. Estudos demonstraram que a erupção na presença de inflamação gengival reduz o sangramento à sondagem; uma diminuição na profundidade da bolsa e até produz nova formação óssea na crista alveolar à medida que os dentes erupcionam, sem a presença de qualquer fator oclusal e enquanto os controlos permanecem inalterados. Kajiyama et al. avaliaram o movimento gengival com a extrusão ortodôntica dos dentes.[106]

Marc Quirynen et al estudaram a saúde periodontal de dentes impactados extruídos ortodonticamente, este estudo demonstrou que a extrusão ortodôntica de dentes impactados não compromete a sua saúde periodontal.[107]

A erupção de um dente é o tipo de movimento menos perigoso para resolver defeitos morfológicos de dentes individuais criados por doença periodontal ou fratura dentária.[108]

2. **Intrusão**

Verificou-se que a intrusão produz reabsorção radicular, distúrbios pulpares e formação incompleta da raiz em pacientes jovens. Foi advertido que a intrusão de dentes anteriores durante o nivelamento do plano oclusal para corrigir a sobremordida profunda pode aprofundar o defeito intraósseo em dentes individuais. A força aplicada é concentrada no ápice. Portanto, forças leves têm sido recomendadas para este tipo perigoso de movimentação dentária.

Os pacientes periodontalmente susceptíveis correm um maior risco de intrusão. A junção cimento-esmalte alterada e a relação da crista angular, juntamente com apenas a ligação epitelial à raiz, são amplamente relatadas[109]

Teuro murakami et al estudaram os aspectos biológicos do movimento vertical dos dentes.[110] Concluiu-se que o sulco gengival se aprofundava com a intrusão horizontal dos dentes devido a uma acumulação de tecido gengival aplicado com uma boa higiene oral.

Britemel sen et al verificaram que a intrusão de incisivos em pacientes adultos com perda óssea marginal teve um efeito benéfico quando a radiografia pós-tratamento mostrou uma remodelação óssea positiva.[111]

Tulin arun et al concluíram, a partir do relato de caso, que o tecido de suporte periodontal pode beneficiar do tratamento ortodôntico.[112]

Ericson et al. documentaram, em animais experimentais, que a intrusão ortodôntica dos dentes pode deslocar a placa bacteriana localizada supragengivalmente para uma localização subgengival, levando à formação de bolsas infra-ósseas e à perda de ligação ao tecido conjuntivo.[113]

3. Movimento de inclinação

Quando uma única força é aplicada à coroa do dente. O dente pode girar em torno do seu centro de resistência (para um incisivo, aproximadamente o ponto médio da raiz) e há um aumento da compressão (pressão) na crista e no ápice da raiz. Neste caso, uma metade do ligamento periodontal tem o potencial de receber uma pressão elevada de uma força essencialmente ligeira. No movimento de inclinação, a força deve ser leve e a área deve ser mantida limpa para evitar a formação de defeitos ósseos angulares[113]

4. Movimento do corpo para um defeito

Foi sugerido que o movimento em defeitos infra-ósseos pode resultar na cicatrização e regeneração do aparelho de fixação

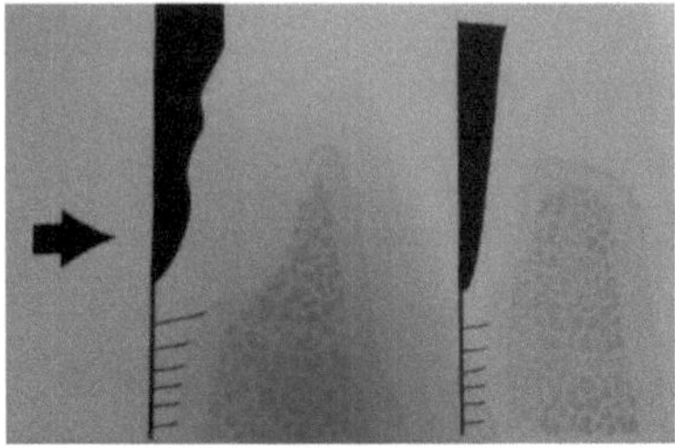

Fig. 22. Ilustração esquemática do epitélio juncional persistente após o movimento ortodôntico do dente (direção da seta) para uma bolsa infra-óssea

Para além disso, os periodontistas acreditam que, na presença de um defeito ósseo largo adjacente a um dente, se o dente for movido de forma a estreitar o defeito, será possível obter um melhor potencial de cicatrização . [114]

Brown S 1973: O efeito da terapia ortodôntica em certos tipos de defeitos periodontais - achados clínicos.[115]

Wennstom et al. avaliaram em experiências com animais o efeito do movimento dentário ortodôntico ao nível do tecido conjuntivo em locais com bolsas infra-ósseas.[116] (fig.22)

4.4 PROCEDIMENTOS ORTODÔNTICOS PARA MELHORAR A CONDIÇÃO PERIODONTAL

Várias más oclusões, como o coroamento, a inclinação, a inversão bucal e a inversão labial, têm o potencial de contribuir para a doença periodontal, uma vez que restringem a capacidade de manter a higiene oral. Através de cuidados periodontais profissionais regulares que podem restringir o progresso da doença periodontal, é vital corrigir a causa em vez de tratar o efeito. Para tal, é necessário colocar os dentes alinhados sobre o osso basal, em harmonia com a estrutura periodontal, de modo a que o próprio paciente mantenha um cuidado periodontal adequado. O ortodontista desempenha o papel principal, posicionando os dentes de modo a que a higiene oral necessária possa ser mantida. Seguem-se alguns dos procedimentos efectuados por rotina para melhorar as condições periodontais:

ALINHAMENTO DE DENTES APINHADOS

A gengiva ao redor dos dentes na versão vestibular é frequentemente fixada apicalmente em comparação com os dentes adjacentes. Nos dentes em versão lingual, a gengiva labial é frequentemente alargada e atrai placa bacteriana e detritos irritantes, devido à incapacidade de manter a higiene oral. A correção ortodôntica dos dentes mal posicionados cria contornos gengivais que são mais favoráveis à saúde periodontal.

VERTICALIZAÇÃO DOS MOLARES TITULADOS

Quando um molar está inclinado, a profundidade de sondagem no lado inclinado aumenta e, consequentemente, a remoção da placa bacteriana fica comprometida. A correção de um molar inclinado mesialmente não só facilitará um melhor controlo da placa bacteriana, como também aumentará a carga axial, reduzindo assim a oclusão traumática e o osso.

Extrusão

A extrusão de dentes é o tipo de movimento menos perigoso para resolver defeitos morfológicos ósseos em dentes individuais criados por doença periodontal ou fracturas dentárias. A extrusão ajuda a reduzir a profundidade da bolsa, contribuindo assim para um melhor controlo da placa bacteriana e até para a formação de novo osso na crista alveolar. A extrusão do segmento anterior em padrões esqueléticos de mordida aberta mostrou um encurtamento das raízes. (fig.23)

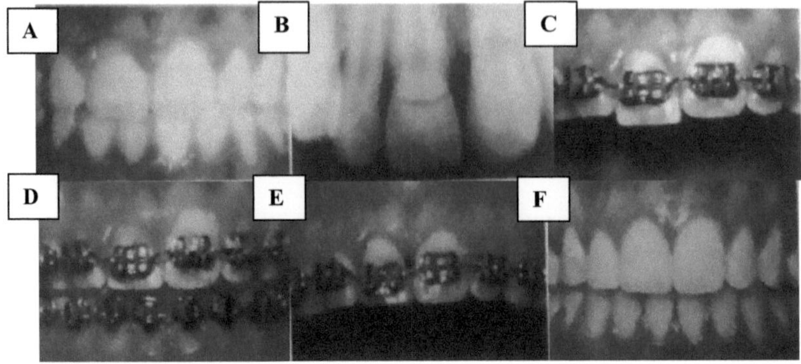

Fig. 23. Fratura grave do incisivo central superior direito que se estende apicalmente à crista alveolar no lado lingual (A& B). A raiz da fratura extrudiu 4mm (C). A margem gengival acompanhou o dente (D). Cirurgia gengival para alongar a coroa (E) e relação final da margem gengival (F).

Intrusão-

Foram relatadas evidências conflitantes sobre os benefícios da intrusão de dentes individuais. Requer um controlo cuidadoso da magnitude da força. A força leve é defendida porque a força é concentrada numa pequena área no ápice do dente. Uma força leve e contínua, como a obtida na técnica do fio leve, tem se mostrado favorável para a intrusão em pacientes jovens. Se o osso da região apical for bastante compacto, uma força interrompida leve é preferível. Também pode ser um tipo de movimento muito perigoso porque a força é concentrada no ápice e também há chances de reabsorção radicular. Ao contrário da extrusão, a recidiva não ocorre normalmente, em parte porque os feixes de fibras gengivais livres ficam ligeiramente relaxados. Um movimento intrusivo pode, portanto, causar a formação de novas espículas ósseas na região marginal (fig.24).

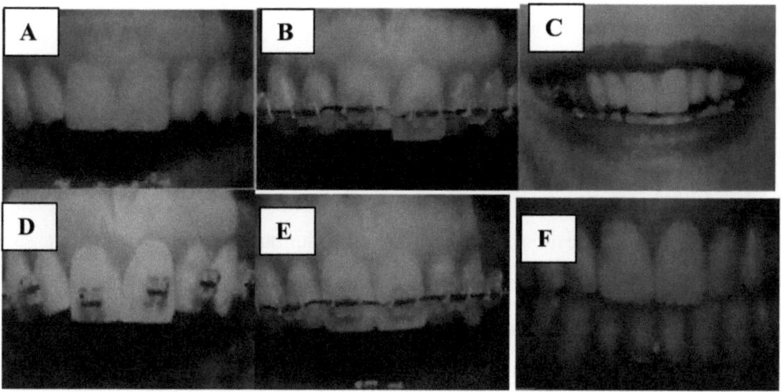

Fig. 24. Abrasão do incisivo central superior direito juntamente com a supraerupção (A, B). Para nivelar a margem gengival, foi feita a intrusão do incisivo central direito (C e D). O dentista restaurador restaurou a parte dos dentes que tinham sofrido abrasão (E), resultando na margem gengival correta e no comprimento da coroa.

4.5 CIRURGIA PERIODONTAL MENOR ASSOCIADA À TERAPIA ORTODÔNTICA[117]

A cirurgia periodontal ligeira pode ser utilizada para melhorar ou estabilizar os resultados alcançados pelo tratamento ortodôntico da má oclusão. [118]Edwards 1977 introduziu pela primeira vez a frenectomia e alguns outros procedimentos clínicos para prevenir a recidiva de dentes derrotados e espaços de extração[119] a surgical at about the same time, a gingivectomy technique to increase clinical crown lengths for esthetic improvement of orthodontic results in specific situation was reported by Zachrisson 1977. [120]

Assar Ronnerman et al uma das causas de recidiva após o fechamento do espaço ortodôntico tem sido relacionada à comparação das fibras transeptais e sua dureza e resistência geral.[121]

1. Fiberotomia: Os métodos para reduzir a ocorrência de recidiva rotacional podem incluir

a) Correção completa ou sobrecorrecção de dentes rodados.

b) Retenção estável a longo prazo com retentores linguais colados.

c) Utilização da fibrootomia

Justificação para a fibrootomia:

Uma das principais causas de rebote após a terapia ortodôntica é devido ao estiramento das fibras gengivais. Quando os dentes são movidos para uma nova posição, essas fibras tendem a esticar e remodelar muito lentamente. Se a tração dessas fibras elásticas pudesse ser eliminada, uma das principais causas de recidiva de dentes anteriormente irregulares e rotacionados seria eliminada. De facto, se as fibras supracrestais forem seccionadas e deixadas a cicatrizar enquanto os dentes são mantidos na posição correta, a recidiva causada pela elasticidade gengival é muito reduzida.

Técnica de fibrotomia supra-crestal circunferencial (CSF):

Desenvolvido pela primeira vez por Edwards [122]

Técnica Após a infiltração com um anestésico local, o procedimento consiste em inserir a ponta afiada de uma lâmina de tempo (n.º 11) na área sulcular e cortar a ligação epitelial que rodeia o dente afetado.

Não é necessário qualquer pacote periodontal e existe apenas um ligeiro desconforto após o procedimento.

Modificação

Inserção do bisturi abaixo da margem gengival

Ahrens et al 1970, Vander Linden 1974[123]

"Procedimento "Papilla Split

Um método alternativo consiste em efetuar uma incisão no centro de cada papila, poupando a margem, mas separando a papila desde imediatamente abaixo da margem até 1-2 mm abaixo da altura do osso bucal e lingual Ahrens 1981

Diz-se que esta modificação reduz a possibilidade de a altura da inserção gengival ser reduzida após a cirurgia.

Vantagens

-É mais fácil de efetuar com o aparelho ortodôntico ainda colocado.

-A experiência tem demonstrado que a secção das fibras gengivais é um método eficaz para controlar a recidiva rotacional, mas não controla a tendência dos incisivos apinhados para se tornarem novamente irregulares. Quando efectuada em tecidos saudáveis após tratamento ortopédico, a perda de inserção é negligenciável (0,1 - 0,3 mm) Renaldo 1979, Edwards 1988

- Edwards 1988, num estudo de acompanhamento de 15 anos sobre a FTC, verificou que esta é eficaz em casos graves de dentes rodados e tem mais sucesso nos dentes anteriores maxilares do que nos mandibulares.

2. Frenectomia

-Bergstrom et al 1973 afirmaram que a probabilidade de diastema a longo prazo é a mesma, quer a frenectomia seja efectuada ou não. Anteriormente, era defendida a frenectomia que se estendia até à superfície palatina. Mas isso leva à perda da papila interdental entre os incisivos centrais superiores.

-Assim, foi introduzida a frenectomia de Edwards 1977, que representa uma operação mais suave, com remoção apenas parcial do frénulo e com o objetivo de recolocar a fixação na direção apical.

-O procedimento consiste numa incisão em forma de V ao longo dos bordos frenais, na remoção da ponta do frénulo, antes de cortar as fibras e o periósteo com algumas incisões verticais e horizontais.

-Frenectomia: representa uma operação mais suave que produz resultados esteticamente preferíveis, com a frenectomia, a fixação do frénulo à gengiva e ao periósteo é cortada e a inserção do frénulo é deslocada vários milímetros para cima, para a mucosa alveolar (fig. 25).

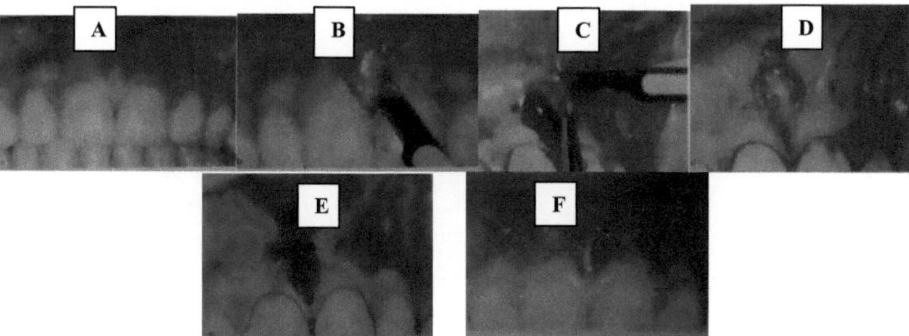

Fig. 25. Ilustração clínica do procedimento de frenectomia de Edwards. A cirurgia inclui uma incisão em V (B), a remoção da ponta do frénulo (C), alguns cortes verticais e horizontais no periósteo (D) e, opticamente, 1 ou 2 suturas (E). Um mês depois (F), algumas cicatrizes podem ser combinadas com fibrootomia e gengivectomia.

Se for observada uma fenda óssea marcada na radiografia de pré-tratamento, o corte é alargado para cortar as fibras na parte coronal da sutura palatina média. A cicatrização dos tecidos após um procedimento de frenectomia é geralmente sem intercorrências. Para reduzir ainda mais a tendência de recidiva e/ou aumentar a altura da coroa de um ou vários dentes, a frenectomia pode ser combinada com fibrootomia e gengivectomia.

4. Remoção da invaginação gengival (fissuras):

A adaptação incompleta das estruturas de suporte durante o encerramento ortodôntico dos espaços de extração em adultos pode resultar em dobras ou invaginação da gengiva. O aspeto clínico desta invaginação pode variar desde uma pequena prega superficial até fendas profundas que se estendem através da papila interdentária, desde a gengiva vestibular até à gengiva lingual.

-Existe alguma resolução deste defeito com o tempo, mas muitas invaginações persistem durante 5 anos ou mais após a conclusão da terapia ortodôntica.

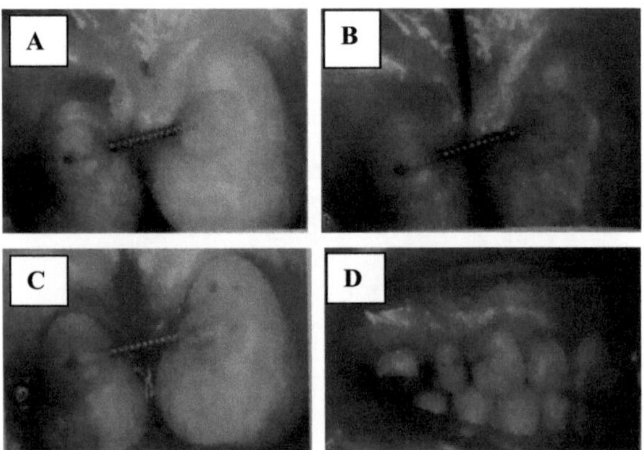

Fig. 26. Remoção cirúrgica da invaginação gengival e fecho do espaço ortodôntico (A, B). Foi efectuada uma excisão mesiodistal estreita mas profunda do tecido C para evitar a perda da papila interdentária. (D) mostra a condição 2 anos mais tarde.

Há uma tendência geral para a resolução destes defeitos com o tempo, mas muitas invaginações persistem durante 5 anos ou mais após a conclusão da terapia ortodôntica. Edward 1971 sugeriu (Robertson et al 19770) que a simples remoção apenas do excesso de gengiva na área vestibular e lingual dos dentes aproximados seria suficiente para melhorar o restabelecimento de um tecido conjuntivo mais normal. Vários autores sugerem que a comparação da fibra transeptal e a alteração do tecido gengival contribuirão para a abertura do espaço de extração, mas não foi encontrada correlação entre a reabertura do espaço e a presença e gravidade das invaginações por River Circuns e Tulloch. A remoção das papilas gengivais em locais de encerramento pode melhorar a restituição de um tecido conjuntivo mais normal, embora a hiperplasia epitelial, as invaginações e a perda de colagénio na gengiva subjacente sejam surpreendentemente antigas (fig. 26).

1. Gengivectomia

Se a discrepância da margem gengival estiver presente, mas o lábio do paciente não se move para cima para expor a discrepância ao sorrir, não é necessária uma correção. No entanto, se a discrepância gengival for aparente, pode ser utilizada uma de quatro técnicas diferentes.

a) Gengivectomia
b) A interação e a restauração incisal ou o laminado de porcelana recebem
c) Extrusão + fibrootomia + coroa de porcelana
d) Alongamento cirúrgico da coroa, por procedimento de retalho e osteoctomia/osteoplastia do osso Bragger et al 1992.

A técnica da gengivectomia tem-se revelado útil na melhoria dos resultados ortodônticos, particularmente em casos difíceis, com incisivo central ou lateral superior ausente, após auto-transplante de pré-molar para a região anterior, e em alguns sorrisos gengivais. (fig.27)

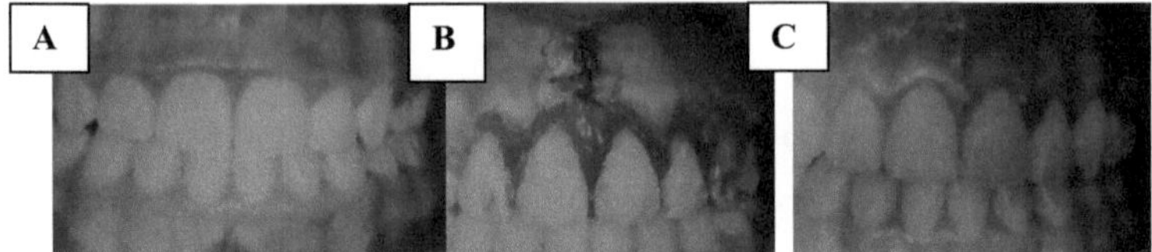

Fig. 27. Sorriso "gengival" pronunciado após intrusão ativa do incisivo superior (A) Gengivectomia labial em 6 dentes anteriores, utilizando excisão de adulto, com o frénulo recolocado e suturado (B) A cicatrização da gengiva após 4 meses resultou numa exposição dentária e sorriso aceitáveis, (C).

Curiosamente, Wennstom demonstrou que, mesmo que a gengivectomia se estenda à mucosa alveolar, o tecido regenerado continuará a ser gengiva normal com epitélio queratinizado.[124]

H.E Thompson efectuou estudos experimentais e demonstrou uma redução da tendência para a recidiva após gengivectomia ou transação de fibras supra-alveolares[125]

Exposição cirúrgica de um dente não irrompido

A excisão do tecido gengival sobre o dente incluso costumava ser uma abordagem popular para conseguir a exposição da coroa. No entanto, o resultado é geralmente obtido à custa do tecido queratinizado que cobre os dentes não irrompidos. Para evitar este problema, foi desenvolvida uma técnica melhorada para a preservação do tecido queratinizado existente, que envolve o reposicionamento do tecido queratinizado existente (fig. 28, 29)

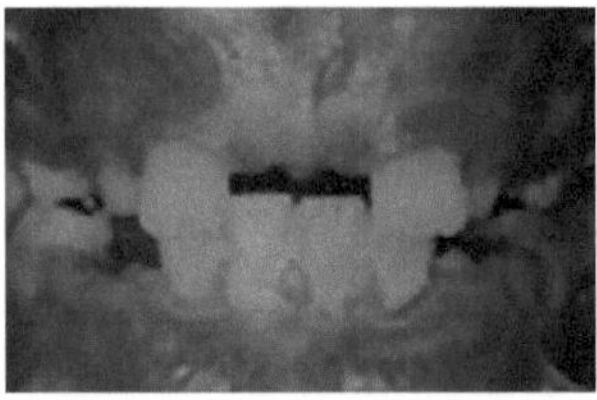

Fig. 28. Fotografias intra-orais pré-tratamento

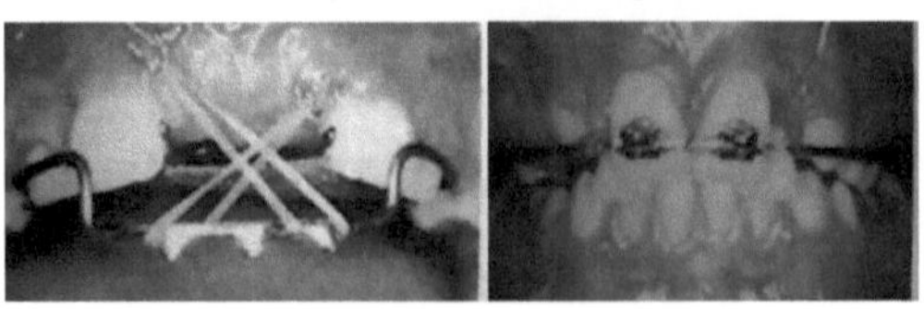

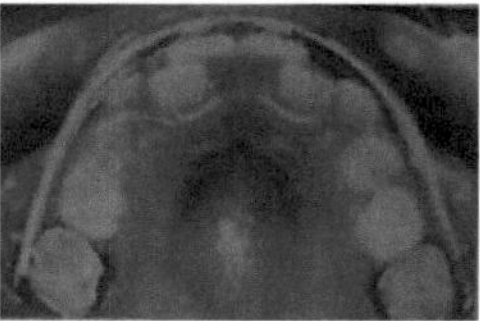

Fig. 29. Tração elástica nos incisivos centrais e fotografias intra-orais em progresso.

Aumento do rebordo alveolar

A dimensão do rebordo alveolar é uma consideração importante antes do movimento ortodôntico. Por exemplo, o movimento dentário para um rebordo alveolar buco-dental estreito pode frequentemente criar fenestrações e deiscências. Além disso, a movimentação de dentes para uma área com falta de altura óssea apico-coronária compromete o alinhamento dos dentes. Estes procedimentos têm como objetivo corrigir a perda excessiva de osso alveolar. (fig.30)[126]

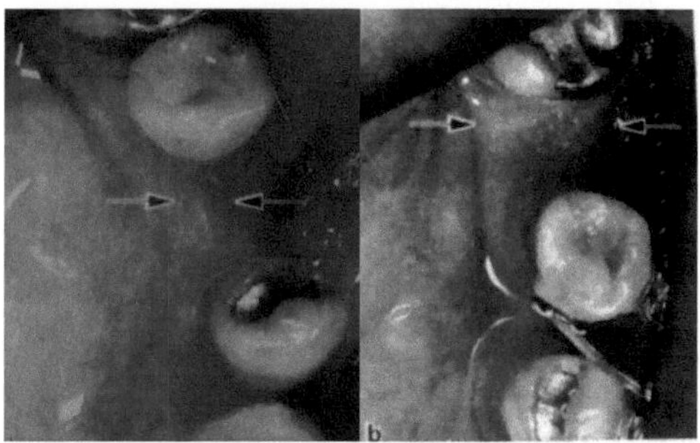

Fig. 30. Aumento ortodôntico do rebordo antes da colocação de implantes, uma vez que a largura buco-lingual do osso alveolar no lado esquerdo da mandíbula era estreita para o implante, o 2nd pm foi rodado ortodonticamente e movido mesialmente. Note-se que o volume ósseo no lado da tensão do pré-molar movido mesialmente é maior do que no lado da pressão (setas).

CIRURGIA PLÁSTICA PERIODONTAL

A cirurgia plástica periodontal pré-ortodôntica está indicada para dentes com uma zona inadequada de gengiva queratinizada, para evitar o envolvimento mucogengival pós-ortodôntico, que é mais difícil de gerir.

4.6 SEQUÊNCIA DO TRATAMENTO PERIODONTAL/ORTODÔNTICO

A sequência correta do tratamento entre o ortodontista e o periodontista é crucial para um resultado de sucesso1.[127] Alguns problemas periodontais podem ser tratados de forma mais eficaz e previsível antes da terapia ortodôntica. Outros são melhor tratados durante o tratamento ortodôntico, e algumas situações periodontais são tratadas de forma mais eficaz após a conclusão da terapia ortodôntica.

Um diagnóstico preciso e um planeamento cuidadoso por parte do ortodontista e do periodontista são necessários para colocar o tratamento na sequência correta.

TERAPIA DE TRATAMENTO PRÉ-ORTODÔNTICO[128]

Alguns problemas dos tecidos moles devem ser tratados antes da terapia ortodôntica.

1. Frena anormal
2. Gengivite
3. Problemas periodontais ósseos.

Durante a terapia ortodôntica

Todos os pacientes adultos devem fazer uma manutenção periodontal completa, pelo menos de 6 em 6 meses, pelo dentista de referência ou pelo periodontista. A cirurgia periodontal de tecidos moles é frequentemente indicada perto do final do tratamento ortodôntico para melhorar a estética através da harmonização das margens gengivais anteriores.

TERAPIA PÓS-ORTODÔNTICA

Após a remoção dos aparelhos de terapia ortodôntica, os pacientes com problemas ósseos avançados incipientes devem seguir um programa sistémico de terapia restauradora. Muitos pacientes adultos com envolvimento ósseo moderado a avançado necessitam de um ajuste oclusal durante a fase de estabilização. Quaisquer interferências de balanceamento ou contacto oclusal traumático devem ser eliminados para ajudar a diminuir a mobilidade dentária, especialmente em pacientes que perderam apoio ósseo substancial ou têm motilidades persistentes.

Após cerca de 6 a 9 meses de manutenção e estabilização, o periodontista deve reavaliar o paciente.

4.7. TRATAMENTO ORTODÔNTICO DE PROBLEMAS PERIODONTAIS[129]

Tratamento ortodôntico das discrepâncias gengivais

1. Margens gengivais irregulares

Estas discrepâncias podem ser causadas pela abrasão dos bordos incisais ou pela migração tardia das margens gengivais. Quando as discrepâncias das margens gengivais estão presentes, é necessário determinar a solução adequada para o problema: Movimento dentário ortodôntico para reabsorção das margens gengivais ou correção cirúrgica das discrepâncias das margens gengivais.

Para tomar a decisão correta, é necessário avaliar quatro critérios. Em primeiro lugar, a relação entre a margem gengival dos incisivos centrais superiores e a linha labial do paciente deve ser avaliada quando o paciente sorri. Se estiver presente uma discrepância na margem gengival, mas esta não estiver exposta, não é necessária uma correção.

Se uma discrepância na margem gengival for aparente, o segundo passo é avaliar a profundidade do sulco vestibular sobre os dois incisivos centrais. Se o dente mais curto tiver um sulco mais profundo, a gengivectomia excisional pode ser apropriada para mover a margem gengival do dente mais curto apicalmente. No entanto, se as profundidades sulculares dos incisivos curtos e longos forem equivalentes, a cirurgia gengival não corrige o problema.

O terceiro passo é avaliar a relação entre o incisivo central mais curto e o incisivo lateral adjacente. Se o incisivo central mais curto ainda for mais comprido do que os incisivos laterais, a outra possibilidade é extrudir o incisivo central mais comprido e equilibrar o bordo incisal. Isto desloca a margem gengival coronalmente e elimina a discrepância da margem gengival. No entanto, se o central mais curto for mais curto do que os laterais, esta técnica produziria uma relação inestética entre as margens gengivais dos incisivos centrais e laterais.

O quarto passo é determinar se as bordas incisais foram desgastadas. A melhor forma de o fazer é avaliar os dentes de uma perspetiva incisal. Se uma borda incisal for mais espessa labio-lingualmente do que o dente adjacente, isso pode indicar que ela foi desgastada e que o dente erupcionou demais. Nestes casos, o melhor método de correção da discrepância da margem gengival é a intrusão do incisivo central curto (fig.31).

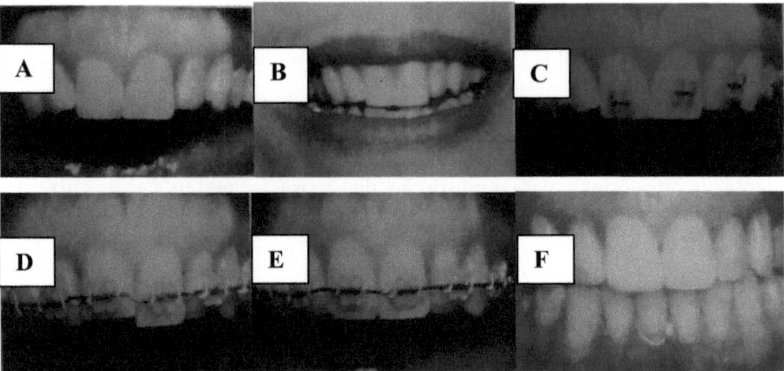

Fig. 31. O hábito de bruxismo protrusivo resultou em abrasão e erupção excessiva do incisivo central superior direito (A). Suportes ortodônticos posicionados para facilitar a intrusão do incisivo central direito (B, C e D). Permitiu ao dentista restaurador restaurar a parte do dente que tinha sofrido abrasão (E), resultando numa margem gengival e comprimento da coroa corretos no final do tratamento (F).

Este método move a margem gengival apicalmente e permite a restauração das bordas incisais.129 A intrusão deve ser realizada pelo menos 6 meses antes da remoção do aparelho. Isso permite a reorientação das fibras principais do periodonto e evita a extrusão do(s) incisivo(s) central(is) após a remoção do aparelho.

2. ABCESSO GENGIVAL ABERTO

A presença de uma papila entre os incisivos centrais superiores é um fator estético fundamental em qualquer indivíduo. Este espaço aberto deve-se normalmente a três causas: forma do dente, angulações radiculares ou perda óssea periodontal.

O contacto interproximal entre os incisivos centrais superiores é constituído por duas partes. Uma parte é o contacto dentário, e a outra é a papila. A relação entre a papila e o contacto é de 1:1. Metade do espaço é ocupado pela papila e a outra metade é formada pelo contacto dentário. Se o paciente tiver uma embrasura aberta, o primeiro aspeto que deve ser avaliado é se o problema se deve à papila ou ao contacto dentário.

Se o problema for a papila, então a causa é normalmente uma falta de suporte ósseo devido a um problema periodontal subjacente.

Em algumas situações, uma deficiência pode ser melhorada com tratamento ortodôntico. Ao fechar o contacto aberto, a gengiva interproximal pode ser comprimida e movida para a incisal. Este tipo de movimento pode ajudar a criar uma papila mais estética entre dois dentes, apesar da perda óssea alveolar. Outra possibilidade é a erupção de dentes adjacentes quando o nível ósseo interproximal é posicionado apicalmente.

A maioria das embrasuras abertas entre os incisivos centrais deve-se a problemas de contacto dentário. O primeiro passo para o diagnóstico destes problemas é a avaliação de uma radiografia periapical dos incisivos centrais.

Se as angulações radiculares forem divergentes, então os brackets devem ser reposicionados para que a posição da raiz possa ser corrigida. (fig.32)

Correção ortodôntica de embrasures gengivais

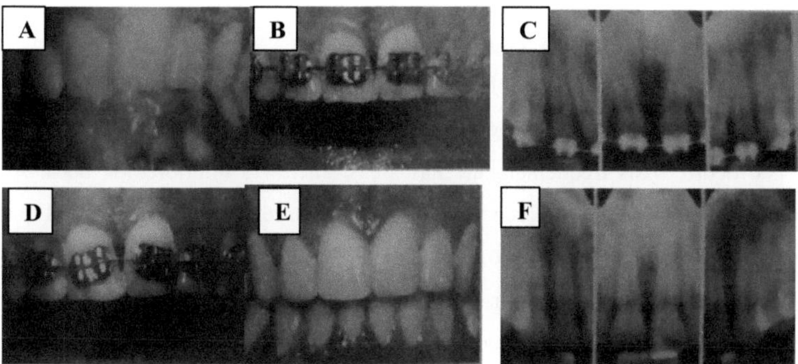

Fig. 32. (A) Incisivo central maxilar sobreposto e, após o tratamento ortopédico, surgiu um espaço gengival aberto entre os incisivos centrais (B) Divergência da raiz do incisivo central (C). Os suportes dos incisivos centrais foram reposicionados (D) e as raízes foram unidas. Restauração dos bordos do incisivo após a ortopedia (E), uma vez

que a raiz foi paralelizada (F), o contacto dentário moveu-se gengivalmente e a papila moveu-se incisivamente, resultando na eliminação do espaço gengival.

4.8 TRATAMENTO ORTODÔNTICO COMO PARTE DA TERAPIA PERIODONTAL[130]

Racionalidade da movimentação dentária ortodôntica

Três pontos importantes devem ser considerados quando se utiliza o tratamento ortodôntico como parte da terapia periodontal

a. Gravidade do problema periodontal e possibilidade de o melhorar através da ortodontia.
b. Nível do osso remanescente.
c. Possibilidade de agravamento do problema periodontal sem correção ortodôntica

Justificação da utilização especialmente para:

a. Reduzir a retenção da placa bacteriana
b. Melhorar a forma gengival e óssea
c. Facilitar a substituição de próteses
d. Melhorar a estética

a) Reduzir a retenção da placa bacteriana:

Os dentes apinhados são frequentemente difíceis de limpar, tornando praticamente impossível a introdução do fio dentário e de outros dispositivos de limpeza. Isto ocorre mais frequentemente nas áreas anteriores inferiores da boca. As discrepâncias no comprimento do arco também criam uma relação oclusal anormal que pode favorecer o trauma de oclusão. O apinhamento também cria superfícies de contacto alargadas e espaços de embrasadura alterados que conduzem a papilas mais pequenas e a um rebordo facial de tecido mole.

b) Melhorar a forma óssea da gengiva:

Existe uma inter-relação entre a posição do dente e a forma da gengiva e do osso que o rodeiam. Um exemplo é o primeiro ou segundo molar inferior que se situa em espaços mesiais edêntulos. Este dente tem um espaço estreito entre a sua coroa e o osso que facilmente fica inflamado e no qual se pode desenvolver uma bolsa. O contorno ósseo pode corrigir o defeito ósseo, mas também criará uma tomografia inconsistente com um sulco gengival saudável. A terapia ortodôntica pode melhorar a forma do periodonto e reduzir a indicação de lesão óssea ao endireitar o molar.

c) Facilitar a substituição de próteses:

A correção dos dentes pilares titulados pode ser importante na medicina dentária restauradora. Os dentes pilares paralelos requerem menos frequentemente a hemi-secção ou a remoção, são menos susceptíveis de sofrer danos pulpares e podem acomodar coroas com melhores contornos.

d) Melhorar a estética

A migração e o diastema, uma das caraterísticas frequentes da doença periodontal avançada, podem ser causados pelo impulso da língua ou por outros hábitos. A prematuridade posterior está geralmente associada à doença periodontal.

Indicações:

1. A terapia ortodôntica ligeira pode ser utilizada para corrigir '
2. Dentes encavalitados
3. Encerramento do diastema anterior
4. Inclinação mesial dos molares
5. Contactos abertos.

Contraindicação

1. Persistência de doença ativa apesar de procedimentos terapêuticos adequados de fase I.
2. A sobreposição do movimento dentário à gengiva inflamada pode exacerbar o problema periodontal.
3. Isto pode dever-se a uma deslocação subgengival na posição do local, aumentando a taxa de perda de fixação e alterando a morfologia do osso.
4. Quando os defeitos verticais persistem, qualquer tipo de movimento dentário ortodôntico pode produzir uma perda adicional de tecido conjuntivo.

5. Independentemente da atividade da doença no exame inicial, recomenda-se a todos os doentes um cuidado periodontal frequente durante o tratamento ortodôntico.
6. Artun e Urbye 1988 estudaram o efeito do tratamento ortodôntico no suporte ósseo periodontal em pacientes com perda avançada do periodonto marginal. 24 pacientes foram tratados por migração patológica. A perda óssea média do período antes e depois do tratamento ortodôntico foi de 4,94% e 2,69% para o tratamento de sítios não tratados.
7. Pode especular-se que a cooperação da higiene oral é crítica para minimizar a perda adicional de suporte ósseo periodontal durante o realinhamento ortodôntico de dentes patologicamente migrados.

4.9 CONTROLO DA PLACA BACTERIANA EM DOENTES ORTODÔNTICOS

4.9.1 COM APARELHOS FIXOS

Tratamento pré-ortodôntico

Os seguintes passos devem ser seguidos antes de qualquer tratamento ortodôntico ser efectuado para minimizar os danos periodontais durante o tratamento, bem como para encorajar os doentes a manter uma higiene dentária adequada .[131]

1 Diagnóstico inicial e encaminhamento para tratamento destinado a controlar a doença periodontal ativa e as cáries
2 O consentimento informado dos riscos durante o tratamento ortodôntico é da responsabilidade dos pacientes e do médico.

Durante o tratamento ortodôntico

Uma vez colocados os aparelhos ortodônticos, os pacientes têm de ser instruídos sobre como gerir o novo ambiente oral e como manter a saúde da estrutura dentária e periodontal.

1. Fornecer ao doente instruções iniciais de escovagem com uma escova de dentes convencional ou uma escova de dentes eléctrica quando os aparelhos são colocados pela primeira vez. O doente deve usar pasta dentífrica com flúor que também tenha um efeito anti-gengivite.

2. Verificar a eficácia da remoção da placa bacteriana no início de cada consulta não urgente, dando aos doentes um espelho para que possam determinar em conjunto se a remoção da placa bacteriana é eficaz.
3. Registar a eficácia da remoção da placa bacteriana na ficha do doente. Utilizar uma abordagem de reforço positivo (elogios) e evitar críticas Introduzir métodos adicionais para melhorar a higiene oral, como o uso de fio dental, apenas quando o sucesso for estabelecido com a escovagem simples.

Pós-tratamento ortodôntico[132]

No final do tratamento ortodôntico, o médico deve encorajar o doente a manter hábitos de higiene oral corretos.

1. Certifique-se de que todas as crianças e adolescentes estão a usar pasta dentífrica com flúor pelo menos duas vezes por dia para promover a remineralização
2. Certificar-se de que o doente retomou os cuidados dentários de rotina com o dentista geral.
3. Enviar um relatório pós-tratamento ao paciente e ao dentista geral.

4.9.2 Métodos de remoção de placa bacteriana para pacientes ortodônticos

Escovas de dentes convencionais

De acordo com alguns estudos comparativos de escovas de dentes, deve ter-se em consideração o seguinte

1. As escovas devem ter cerdas macias com extremidades arredondadas para minimizar a abrasão gengival e dentária.
2. O design ortodôntico (com a fila intermédia de cerdas mais curta do que as filas exteriores) pode ser mais eficaz.
3. Os doentes motivados desenvolvem normalmente uma grande preferência pessoal pelo tamanho e forma da cabeça da escova, pelo design do cabo, etc.
4. Dado que a força da recomendação profissional) é geralmente a força orientadora para a maioria dos doentes, estes pareceres devem basear-se numa avaliação científica da sua eficácia.

Instruções de escovagem dos dentes

A presença de brackets, arcos, ligaduras e outros aparelhos dificulta a manutenção de uma higiene oral adequada.

Por conseguinte, é importante que os clínicos o façam.

1. Dê ênfase à limpeza por detrás do fio da arcada, tentando introduzir as cerdas nestas áreas.
2. O método do baixo modificado só é necessário para adultos com bolsas dependentes.
3. Vibrar suavemente num só local e evitar esfregar, o que pode causar abrasão cervical e recessão gengival.
4. Deixar a escova de dentes secar ao ar livre durante 24 horas entre utilizações
5. Deixe que os doentes demonstrem a eficácia da escovagem em cada visita regular até dominarem a técnica.

Escovas de dentes eléctricas

A escova de dentes eléctrica Rota dent com as cerdas curtas e pontiagudas é mais eficaz para pacientes ortodônticos.

A Oral B-Baun e a Interplak são mais eficazes do que a escova de dentes convencional, mas têm custos mais elevados para a substituição das cabeças de escova, que são normalmente necessárias de 2 em 2 ou de 3 em 3 semanas para a Braun e de 4 em 4 ou de 6 em 6 semanas para a Interplak.

Os doentes podem também utilizar uma série de agentes para ajudar a melhorar a sua situação gengival. Estes são.

1) Géis de fluoreto estanoso
2) Listerine Bochechos
3) Triclosan
4) Bochechos de clorexidina

4.9.3 Cuidados periodontais de pacientes ortodônticos adultos

O número de adultos que procuram a terapia ortodôntica está a aumentar. Nos últimos anos, estima-se que até 40% de todos os pacientes ortodônticos sejam adultos. Os pacientes adultos representam um desafio para a ortodontia porque têm elevadas exigências estéticas e, muitas vezes, têm condições dentárias que podem complicar o tratamento, como o desgaste dentário, restaurações com contornos deficientes e doença periodontal. Não existe qualquer contraindicação para o tratamento de pacientes adultos com doença periodontal, desde que a doença esteja controlada.

Envolvimento periodontal mínimo[133]

Qualquer paciente que esteja a fazer tratamento ortodôntico deve ter um cuidado extra com a limpeza dos dentes, mas isso é ainda mais importante para os adultos. A placa bacteriana é o principal fator etiológico da degradação periodontal, e a gengivite induzida pela placa é o primeiro passo no processo da doença. Os auxiliares de higiene, como o estimulador interdentário de borracha e as escovas proximais para alcançar os espaços entre os dentes, são muitas vezes necessários, e há algumas provas de que a utilização cuidadosa de escovas rotativas eléctricas modernas é útil.

A avaliação periodontal de um potencial paciente ortodôntico adulto deve incluir não apenas a resposta à sondagem periodontal, mas também o nível e a condição da gengiva aderida. Para pacientes ortodônticos adultos, é muito melhor prevenir a recessão gengival do que tentar corrigi-la mais tarde. O efeito protetor de um enxerto gengival pode dever-se mais à maior espessura gengival do que a uma zona mais ampla de tecido aderente.

Envolvimento periodontal moderado[134]

Controlo de doenças

Antes de se tentar o tratamento ortodôntico em pacientes com problemas periodontais pré-existentes moderados, a doença dentária e periodontal deve ser controlada. A menos que um paciente possa manter a saúde periodontal após a terapia inicial, o tratamento ortodôntico é potencialmente prejudicial em vez de benéfico. A terapia periodontal preliminar pode incluir todos os aspectos do tratamento periodontal, exceto a cirurgia óssea.

O controlo da doença requer também o tratamento endodôntico de quaisquer dentes envolvidos na polpa.

A amálgama é o material de restauração temporário preferido enquanto a ortodontia está a ser efectuada.

Manutenção periodontal

Como a margem das bandas pode dificultar a manutenção periodontal, geralmente é melhor usar um aparelho ortodôntico totalmente colado para adultos com problemas periodontais.

Envolvimento periodontal grave

A abordagem geral ao tratamento de doentes com envolvimento periodontal grave é a mesma que a descrita anteriormente, mas o tratamento em si deve ser modificado de duas formas.

1 A manutenção periodontal deve ser programada em intervalos mais frequentes, com os pacientes a serem vistos com a mesma frequência para a manutenção periodontal.
manutenção como para o ajuste do aparelho ortodôntico em muitos casos (ou seja, a cada 3 ou 4 semanas):

2 Os objectivos e a mecânica do tratamento ortodôntico devem ser modificados para manter as forças ortodônticas a um mínimo absoluto. Por vezes, é útil reter temporariamente um dente que não tem esperança de ser afetado periodontalmente, utilizando-o para ajudar a suportar um aparelho ortodôntico que contribuirá para salvar outros dentes.

49.4 Resumo

A movimentação dentária ortodôntica é provocada pela aplicação prolongada de força sobre o aparelho de inserção. Deve-se considerar o facto de que dois processos díspares ocorrem na gengiva e alteram a transdução da força ortodôntica. Em primeiro lugar, há uma lesão no tecido conjuntivo, manifestada pelas fibras de colagénio rasgadas e rasgadas; em segundo lugar, os genes do colagénio e da elastina são activados, sendo que tanto o colagénio como a elastina são activados e a colagenase tecidular é inibida. Afectando assim o ecm da gengiva. A expansão frontal acentuada dos incisivos pode levar a recessão gengival, perda de fixação e deiscência óssea. Finalmente, foram discutidas brevemente algumas formas de cirurgia periodontal menor. Utilizando esta informação, juntamente com um protocolo de gestão de doentes bem definido (e um compromisso de cuidados domiciliários por parte do doente), a equipa interdisciplinar de periodontistas e ortodontistas pode gerir a maioria dos problemas orto-perio inter-relacionados com um risco mínimo de resultados previsivelmente bem sucedidos.

CONCLUSÃO

A presença de um periodonto são e saudável é importante antes de efetuar qualquer restauração, procedimento ortodôntico ou endodôntico. É necessário eliminar todas as patologias que possam reduzir significativamente o prognóstico periodontal e, assim, comprometer seriamente a longevidade da dentisteria restauradora. Um conhecimento profundo dos princípios subjacentes à inter-relação harmoniosa do "rosa" com o "branco" é imperativo para todos os dentistas.

Um problema grave que desafia qualquer equipa interdisciplinar é herdar um tratamento que já está em curso mas que, aos olhos do doente, não está a decorrer adequadamente. Quando o doente sente que o plano de tratamento inicial, o progresso ou a sequência são irregulares e complicados, em vez de suaves e bem executados, pode procurar uma segunda opinião.

A ênfase é colocada na necessidade de a equipa de periodontistas, ortodontistas, cirurgiões orais e dentistas restauradores compreenderem completamente os objectivos do tratamento e as expectativas do paciente. Com esta compreensão, devem ser discutidas as alternativas de tratamento disponíveis para atingir estes objectivos e expectativas. As equipas podem então selecionar a alternativa de tratamento. Uma vez identificado o plano geral, deve ser construída uma visão do resultado final sob a forma de um enceramento de diagnóstico. Esta representação do plano de tratamento proposto permitirá à equipa criar a sequência de passos necessários para a sua conclusão. O paciente compreenderá muito melhor o que vai acontecer e como, o que levará à aceitação do processo de tratamento. Isto resulta na satisfação pessoal dos membros da equipa por saberem que os seus esforços foram bem sucedidos e resulta num doente satisfeito e feliz.

À medida que o tempo foi evoluindo, começámos a desenvolver uma abordagem mais interdisciplinar. Estávamos conscientes dos benefícios que outras disciplinas poderiam proporcionar, mas a colaboração não era estruturada e, normalmente, eram estabelecidos objectivos de tratamento separados. À medida que a complexidade dos cuidados dentários aumentava, muitos profissionais começaram a desenvolver associações interdisciplinares. Grupos de dentistas gerais e especializados começaram a partilhar conhecimentos comuns no início do processo de planeamento do tratamento, houve alguma colaboração estruturada e foram estabelecidos objectivos comuns.

Infelizmente, embora os objectivos do tratamento fossem reconhecidos, uma verdadeira visão do resultado não fazia necessariamente parte da equação. Hoje em dia, vemos muitos exemplos de equipas interdisciplinares com relações verdadeiramente simbióticas, tal como discutido na dissertação da biblioteca. A cooperação mais estreita e a compreensão entre o periodontista, o endodontista, o ortodontista e o dentista restaurador são essenciais para o melhor resultado possível e devem ser feitos todos os esforços para harmonizar os princípios de cada especialidade no tratamento, de modo a que o paciente seja mais adequadamente servido. Chamamos a esta abordagem de medicina dentária interdisciplinar.

BIBLIOGRAFIA

1. Simon JHS, Glick DH, Frank AL. A relação das lesões endodônticas-periodônticas. J Periodontol. 1972; 43(4):202-208.
2. Black A.D. Tratamento preventivo da doença periodontal. Dent Rev. 1912; 26:861-70.
3. Hiatt W. H. Doença periodontal pulpar. J Periodontol. 1977; 34:350-365.
4. Van Hassel HJ. Fisiologia da polpa dentária humana. Oral Surg Oral Med Oral Pathol. 1971; 32:126-140.
5. Seltzer S, Bender IB, Ziontz M. A inter-relação entre a polpa e a doença periodontal. Oral Surg Oral Med Oral Pathol. 1963; 16:1474-1490.
6. Simiring M, Goldberg M. A abordagem da bolsa pulpar: Periodontite retrógrada. J Periodontol. 1964; 35: 22-32.
7. Bender IB, Seltzer S. O efeito da doença periodontal na polpa. Oral Surg Oral Med Oral Pathol .1972; 33:458-474.
8. Gunnar Bergenholtz. Complicações endodônticas após tratamento periodontal e protético de pacientes com doença periodontal avançada. J Periodontol. 1984; 34:48-56
9. Jan Lindhe. Effect of experimentally induced marginal periodontitis and periodontal scaling on the dental pulp. J Clin Periodontol. 1978; 5:59-73.
10. John, Silness. Relação entre as condições de alinhamento dos dentes no segmento anterior e a saúde dentária. J Clin Periodontol. 1985; 12:312-320.
11. Stephen Brown. The effect of orthodontic therapy on certain types of periodontol defects. J Periodontol. 1973; 34:49-60.
12. Neustad E. Um simpósio sobre a correção do mau posicionamento dos dentes como fator de prevenção e tratamento da doença periodontal. NW YK J Dent. 1931; 1:14-23.
13. R E.A utilização da H-prolina pelos elementos do tecido conjuntivo do periodonto. J periodontol. 1963; 1:185-188.
14. Stephen Brown. The effect of orthodontic thearpy on certain types of periodontal defect. J periodontol.1973; 45:250-260.
15. Ligação ortodôntica-periodôntica-restauradora. Am J Orthod. 1996; 2:21-30.
16. Philip R. Melnick. Preparação do Periodonto para Dentisteria Restauradora: Em Periodonologia Clínica de Carranza. 10th ed. Elsevier.1997.1039-1051.

17. Niklaus P. Efeitos clínicos e microbiológicos da restauração subgengival com margem clinicamente perfeita. J Clin Periodontol.1983; 10:563-578.

18. Tylman SD. Teoria prática de coroas e pontes Prosthodontics 5th ed. ST LOUIS: C.V. Mosby Co. 1965; 580-607.

19. Ilan Rotstein, James H.S. Simon. Ingle endodontic-periodontal interrelationships. 6th ed. BC Decker in; 2008:638-659.

20. Kenneth M Hargreaves; Stephen Cohen; Louis H Berman. Cohen's pathways of the pulp, 10th ed; St. Louis, Mo.:Mosby Elsevier; 2011.

21. Oliet S. e Pollock. Classificação das lesões endo-perio. J Periodontol. 1972; 43:202-208.

22. Simon JH, Glick DH, Frank AL. A relação das lesões endodônticas-periodônticas. J Periodontol. 1972; 43(4):202-208.

23. Franklin S. Weine. Endo-Perio Lesion Endodontic thearpy.6th ed. Mosby.co. 2004

24. Torabinejad e Trope. Tratamento da lesão endodôntica J Endod. 2009; 35:930-937.

25. Jung IY, Choi BK, Kum KY, Roh BD, Lee SJ, Lee CY, Park DS. Epidemiologia molecular e associação de agentes patogénicos putativos na infeção do canal radicular. J Endod 2000; 26: 599-604.

26. Ilan R Endodontic The endo-perio lesion: a critical appraisal of the disease condition Endodontic Topics. 2006; 13:34-56.

27. Sjogern U, Wing k.factors affecting the long term effect results of endodontic treatment J Endod.1990; 16:498.

28. Baumgartner JC, Hutter JW, Siqueira JF. Microbiologia endodôntica e tratamento de infecções. In: Cohen S, Hargreaves KM, editores. Pathways of the pulp, 9th ed., St. St. Louis: Mosby inc, p.2006; 580-607.

29. Kakhehashi s, Stanley hr, o efeito da exposição cirúrgica da polpa dentária em ratos de laboratório convencionais e sem germes. Oral Surg Oral Med Oral Pathol.1965; 20:340-349.

30. Rupf S, Kannengieber S, Merte K, et al. Comparação dos perfis dos principais agentes patogénicos periodontais no periodonto e no endodonto. Endod Dent Traumatol.2000; 16:269-275.

31. Ilan rotstein. Diagnóstico, prognóstico e tomada de decisão no tratamento de lesões periodontais-endodônticas combinadas. J Periodontol.2004; 34:165-203.

32. Trope M, Tronstad L, Rosenberg ES, Listgarten M. Dark field microscopy as a diagnostic aid in differentiating exudates from endodontic and periodontal abscesses. J Endod 1988: 14: 35-38.

33. Belk CE, Gutmann JL. Perspectivas, controvérsias e diretivas sobre a relação polpa-periodontal. J Can Dent Assoc.1990; 56:1013-1017.

34. Pashley D. Complexo de pulpodentina. In: Hargreaves KM, Goodis HE, editores. Seltzer and Bender's Dental Pulp, 4th Ed. Carol Stream: Quintessence; 63-93, 2002.

35. Rutherford RB. Inter-relação das doenças pulpares e periodontais. In: Hargreaves KM, Goodis HE, Eds. Seltzer and Bender's Dental Pulp, 4th Ed. Carol Stream: Quintessence. 411-24.,2002.

36. Blomlof L, influência dos tratamentos pulpares nas reacções celulares e tecidulares no periodonto marginal.J Periodontol.1988; 59:577-580.

37. Chapple I, Lumley p.The periodontal-endodontic inter-face.dent update.1999; 26:331-334.

38. Paul BF, Hutter JW.The endodontic-periodontal continuum revisited: New insight into etiology, diagnosis and treatment J Am Dent Assoc.1997; 128:1541-1548.

39. Blackwell Munksgaard Interações entre a gengiva e a margem das restaurações. J Clin Periodontol.2003; 30: 379-385.

40. Garguilo AW, Wentz FM, Orban BJ. Dimensão e relação da junção dentogengival em humanos. J Periodontal.1961.; 32: 261-267,

41. Nevins M, Skurow HM: Margens de restauração intra crevicular, a largura biológica e a manutenção da margem gengival. Int J Periodontol Res dent.1984; 3: 31-49.

42. Silverman: Restauração de cobertura e sulco gengival, Quintessence Int.1985; 15:132-133.

43. Block PL, Margens de restauração e saúde periodontal. Um novo olhar sobre uma velha perspetiva. J Pros Dent.1987; 57 (4): 683-689.

44. Ingber JS, Rose LF, Coslet JG. A "largura biológica" - um conceito em periodontia e dentisteria restauradora. Alpha Omega.1977; 70:62-65.

45. Maynard JG, Wilson RDK. Dimensões fisiológicas do periodonto importantes para o dentista restaurador. J Periodontol.1979; 50:170-174.

46. Burnsvold M. A. & Lane, J. The prevalence of overhanging dental restorations and their relationship to periodontal disease. J Clin Periodontol.1990; 17:67-72.

47. Gilmore N. & Sheehan, A. Restaurações dentárias pendentes e doença periodontal. J Periodontol.1971; 42, 8-12.

48. Jeff coat M. K. & Howell, T. H. (Destruição do osso alveolar devido a amálgama saliente na doença periodontal. J Periodontol.1980; 51: 599-602.

49. Lang N. P Kiel, R. A. & Anderhalden, K. Efeitos clínicos e microbiológicos de restaurações subgengivais com margens salientes ou clinicamente perfeitas. J Clin Periodontol.1983; 10, 563-578.

50. Chen J. T., Burch, J. G., Beck, F. M. & Horton, J. E. perda de inserção periodontal associada a restaurações dentárias proximais. J Pros Dent.1987; 57, 416-420.

51. Pack A. R., Cox head, L. J. & McDonald, B. W. The prevalence of overhanging margins in posterior amalgam restorations and periodontal consequences. J Clin Periodontol.1990 17, 145-152.

52. Spinks G. C., Carson, R. E., Hancock, E. B. & Pelleu, G. B. Jr (Um estudo SEM de métodos de remoção de saliência. J Periodontol.1986; 57, 632-636.

53. Maynard, J. G. & Wilson, R. D. K. Dimensões fisiológicas do periodonto importantes para o dentista restaurador. J Periodontol.1979; 50, 170-174.

54. Eissman H, Radke R, et al. Physiological design criteria for fixed dental restoration, Dent Clin North Am.1971; 15: 543-555.

55. Carnevale G, di Febo G, Fuzzi M. Uma análise retrospetiva do aspeto perio-protético de dentes re-preparados durante a cirurgia periodontal.J Clin Periodontol.1990; 313-316.

56. Dragoo MR, Williams GB. Reacções dos tecidos periodontais aos procedimentos de restauração, Parte 1. Int J Periodontol Res Dent A.1980; 2(l):8-29.

57. Parma-Benfenati S, Fugazzotto PA, Ferreira PM, Ruben MP, Kramer GM. O efeito das margens restauradoras no desenvolvimento pós-cirúrgico e na

natureza do periodonto. Parte II. Considerações anatómicas. Int J Periodontol Res Dent.1986;6 (l):65-75.

58. Flores-de-Jacoby L, Zafiropoulas G-G, Ciano S. O efeito da localização da margem da coroa na placa bacteriana e na saúde periodontal. Int J Periodontol Res Dent.1989; 9:197-205.

59. Stetler K, Bissada N. Significado da largura da gengiva queratinizada no estado periodontal de dentes com restaurações sub marginais. J Periodontol.1987; 58:696-700.

60. Valderhaug J, Birkeland JM. Condições periodontais em pacientes 5 anos após a inserção de próteses fixas. J Oral Rehab.1976 3:237-243.

61. Carnevale G, di Febo G, Fuzzi M. Uma análise retrospetiva do aspeto perioprotético de dentes repreparados durante a cirurgia periodontal. J Clin Periodontol.1990; 313-316.

62. Eissmann HF, Radke RA, Noble WH. Critérios de desenho fisiológico para restaurações dentárias fixas. Dent Clin N Am.1971; 15:543-568.

63. Garguilo AW. Dimensões e relações da junção dentogengival em humanos. J Periodontol.1961; 32:261-267.

64. Henry PJ, Johnston JF, et al. Tissue changes Beneath Fixed partial Dentures (Alterações dos tecidos sob próteses parciais fixas). J Pros dent.1966; 16(5): 937-947.

65. Waerhaug's J. Restaurações temporárias: vantagens e desvantagens. Dent Clin Nam.1980; 24:305-306.

66. Hunt PR. Teoria e realidade no desenho de pônticos. Compêndio de Educação Dentária.1980; 1:237~245.

67. Allen EP. Utilização de procedimentos cirúrgicos mucogengivais para melhorar a estética. Dent Clin N Am.1988; 32:307-330.

68. Gilbert PN, Rozanes SD, Tecucianu JF. Tratamento periodontal e protético para pacientes com doença periodontal avançada. Dent Clin N Am.1988;; 32:331-354.

69. Eissmann HF, Radke RA, Noble WH. Critérios de desenho fisiológico para restaurações dentárias fixas. Dent Clin N Am.1971; 15:543-568.

70. Becker CM, Kaldahl WB. Teorias actuais sobre o contorno da coroa, colocação de margens e desenho de pônticos. J Pros Dent.1981; 45:268-277.

71. Stein RS. Relação entre a crista pôntico-residual: Um relatório de pesquisa. J Pros Dent.1961; 16:251-285.

72. Johnson GK, Slivers JE. Considerações periodontais para próteses sobrepostas. J Am Dent Assoc.1987; 14:468-471.

73. Becker C. M. & Kaldahl, W. B. Teorias actuais sobre o contorno da coroa, colocação de margens e desenho de pônticos. Journal of Pros Dent.1981; 45:268-277.

74. Hancock E. B., Mayo, C. V., Schwab, R. R. & Within, M. R. Influence of interdental contacts on periodontal status. Journal Periodontol.1980; 51: 445-449.

75. Ingber J. S., Rose, L. F. & Coslet, J. G. The biologic width" - a concept in periodontics and restorative dentistry. Alpha Omega.1970; 70: 62-65.

76. Allen E. P. Alongamento cirúrgico da coroa para função e estética. Dent Clin N Am.1993; 37: 163 -17.

77. Bragger U., Lauchenauer, D. & Lang, N. P. Alongamento cirúrgico da coroa clínica. J Clin Periodontol.1992; 19: 58-63.

78. Herrero F., Scott, J. B., Maropis, P. S. & Yukna, R. A. Clinical comparison of desired versus atual amount of surgical crown lengthening. J Periodontol.1995; 66: 568-571.

79. Pontoriero R. & Carnevale, G. Alongamento cirúrgico da coroa: um estudo clínico de 12 meses sobre a cicatrização de feridas. J Periodontol.2001; 72:841-848.

80. Wilderman, M. N., Pennel, B. M., King, K. & Barron, J. M. Histogénese da reparação após cirurgia óssea. J Periodontol.1970; 41:551-565.

81. Caton J. & Nyman, S. Avaliação histométrica da cirurgia periodontal. III. O efeito da ressecção óssea no nível de fixação do tecido conjuntivo. J Periodontol.1981; 52:405-409.

82. Oakley E., Rhyu, I. C., Karatzas, S., Santiago, L. G., Nevins, M. & Caton, J. Formação da largura biológica após o alongamento da coroa em primatas não humanos. Int J Periodontol Rest Dent.1999; 19,:529-541.

83. Nyman S, Lindhe J. Um estudo longitudinal do tratamento combinado periodontal e protético de pacientes com doença periodontal avançada. J Periodontol.1979; 50:163-169.

84. Nyman S, Ericsson I. The capacity of reduced periodontal tissues to support fixed bridgework J Clin Periodontol .1982; 9:409-414.

85. Silness J. Fixed Prosthodontics and periodontal health (Prótese Dentária Fixa e Saúde Periodontal). Dent Clin N Am.1980 24:317-329.

86. Chandler JA, Burdick JS. Avaliação clínica de pacientes oito a nove anos após a colocação de próteses parciais removíveis. J Pros Dent.1984; 51:736-743.

87. Buser D, Weber HP, et al: reacções dos tecidos moles a implantes de titânio não submersos e sem carga em cães beagle. J Periodontol.1992; 63: 225-30.

88. Selliseth NJ, Selvig KA: Adaptação microvascular a implantes transmucosos: estudos de microscopia eletrónica de varrimento no rato. Clin Oral Implant Res.1995; 6:205-10.

89. Berglundh T, Lindhe J: Dimensão da mucosa por implante: largura biológica revisitada, J Clin Periodontol; 23: 971, 1996.

90. Gargilo AW: Dimensão e relação da junção dentogengival em humanos, J Periodontal.1961; 32: 261-65.

91. Chavrier C, Couble ML et al, estudo qualitativo das glicoproteínas colagénicas e não colagénicas da mucosa queratinizada humana saudável que rodeia os implantes, Clin Oral Implant Res.1994; 5: 117-23.

92. Berglundh T, Lindhe J: Dimensão da mucosa por implante: largura biológica revisitada, J Clin Periodontol.1996; 23: 971-80.

93. Jacobs R, Van Steenberghe D: papel dos receptores do ligamento periodontal na função tátil dos dentes: uma revisão, J Periodontol Res.1994; 29: 153-57.

94. Bonte B, Van Steenberghe D: Complexo EMG pós-estímulo maciço após estimulação mecânica de implantes orais integrados Osseo, J Oral Rehab.1991; 18:221-25.

95. Matarasso S, Quaremba, G, et al: Manutenção de implantes: um estudo in vitro da modificação da superfície de implantes de titânio, após a aplicação de diferentes procedimentos de profilaxia. Clin Oral Implants Res.1996; 7: 64-72.

96. Mombelli A, Van Oosten. A microbiota associada a implantes de titânio osseointegrados bem sucedidos ou falhados. Oral Micro Irnmunol.1987; 2:145-151.

97. Mombelli A.& Feloutzis, A. Tratamento da peri-implantite através da administração local de tetraciclina. Resultados clínicos, microbiológicos e radiológicos. Clin Oral Implants Res.2001; 12:287-294.

98. Wetzel A.C, Vlassis, J. Tentativas de obter a reosseointegração após peri-implantite experimental em cães. Clin Oral Implants Res.1999; 10: 111- 119.

99. Shapiro E. Movimento ortodôntico utilizando piezoeletricidade induzida por força pulsante. Am J Orthod.1979; 73:59-66.

100. Stark TM, Sinclair PM. O efeito dos campos electromagnéticos pulsados no movimento dentário ortodôntico, Am J Orthod.1997; 91:91-104.

101. Giannelly A. Alterações induzidas pela força na vascularização do ligamento periodontal. Am J Orthod.1969; 55:5-11.

102. Thilander B, Rygh P, et al., Tissue reaction in orthodontics (Reação dos tecidos em ortodontia). In: Graber" T M, Vanrsdall R, Vig KWL, eds. Orthodontics: Current Principles and Technique, ed 4th . St. Louis: Elsevier, 2005.

103. Lucro WR. Teoria do equilíbrio revisitada: factores que influenciam a posição dos dentes. Angle Orthod.1979; 48: 175-186.

104. Hong R. Ki. O efeito das forças ortodônticas sobre as propriedades mecânicas do ligamento periodontal nos molares superiores de ratos: Am J Orthod..1990; 98: 533-43.

105. John R. van Venrooy e Raymond A.Y. Extrusão ortodôntica de dentes de raiz única afectados por doença periodontal avançada. Am J Orthod.1985; 87: 67-74.

106. K. Kajiyama, Y. Murakami. Reação gengival após extrusão induzida experimentalmente dos incisivos superiores em macacos. Am J Orthod.1993; 104:36-47.

107. Marc Quirynen. Saúde periodontal de dentes impactados extruídos ortodonticamente. J Periodontol.2000; 71: 1708-1714.

108. Pontoriero R, Celenza F., Ricci G. Extrusão rápida com ressecção de fibras: Uma modalidade de tratamento combinado ortodôntico - periodontico. Int. J. Periodontol. Res Dent.1987; 7:31-43.

109. Murakami T., Yokota S e Takahama Y. Alterações periodontais após intrusão induzida experimentalmente dos incisivos superiores em macacos. Am J. Orthod Dent facial Ortho.1989; 95:115-126.

110. Teuro M, shigeru Y, e Yasuhide T: Alteração periodontal após intrusão induzida experimentalmente dos incisivos superiores em macacos Macaca fuscata: Am Orthod.1989; 95: 115-26.

111. B. Melsen, N Agerbek, e G Markenstam: intrusão de incisivos em pacientes adultos com perda óssea marginal: Am J Orthod.1989; 96: 232-41.

112. Tulin A, Korkmaz S, Didmen N. Relato de caso - o tecido periodontal de suporte pode se beneficiar do tratamento ortodôntico. World J Orthod.2005; 6:275-20, 2005.

113. Ericsson I, Thilander B. O efeito do movimento de inclinação ortodôntica no tecido periodontal de cães com dentição infetada e não infetada. J Clin Periodontol.1987; 4: 278-29.

114. Ericsson I., Thilander B., Lindhe J. O efeito dos movimentos de inclinação ortodôntica nos tecidos periodontais de dentições infectadas e não infectadas em cães. J. Clin Periodontol.1977; 4:278-293.

115. Brown S , The effect of orthodontic therapy on certain types of periodontal defect - clinical findings. J. Periodontol.1979; 44:742-756.

116. J.L. Wennstom, B.L. Stoklamnd; Resposta do tecido periodontal ao movimento ortodôntico de dentes com bolsas infra-ósseas: Am J Orthod.1993; 103: 313_9.

117. Edwards JG. A redução da recidiva em casos de extração, Am J Orthod.1971; 60: 128-141.

118. Edward J.G. The reduction of relapse in extraction cases, Am J Orthod.1971; 60: 128-141.

119. Edward J.G. O diastema, o frénulo, a frenectomia - Um estudo clínico, Am J Orthod.1977; 71: 489-508.

120. Monefeldt I e Zachrisson B U: Ajuste da altura da coroa clínica através de gengivectomia após aproximação do espaço ortodôntico, Angle Orthod. 1977; 47: 256-264.

121. Assar R, Bright T et al. Reação do tecido gengival ao encerramento ortodôntico de locais de extração. Estudos histológicos. Am J Orthod. 1980; 77:620-625.

122. John G. Edwards. Uma avaliação prospetiva a longo prazo da fibrotomia supracrestal da circunferência no alívio da recidiva ortodôntica Am J Orthod.1988; 93: 380-387.

123. Lindhe J. Clinical periodontics and implant dentistry.4th edition: 458-460.

124. Wennstom J L .Regeneração da gengiva após excisão cirúrgica: um estudo clínico, J Clin Periodontol.1983; 10: 2287-297.

125. Thompson HE. A recidiva ortodôntica analisada no estudo das fibras do tecido conjuntivo. Am J Orthod.1959; 45:93-109.

126. Lindhe J. Clinical periodontics and implant dentistry.4th edition: 458-460.

127. Bishara S E. Texto de ortodontia. 1st edição ch 24:442-453, 2001

128. Lindhe J., Karring T e Lang N.P. (1997): Periodontologia Clínica e Dentisteria de Implantes, 3rd Edn. Munksgaard, Copenhaga.

129. Periodontologia Clínica, 8th Edn. W.B. Saunders and Co., Filadélfia.

130. Carranza F.A e Newman, M.G. Clinical Periodontology, 9th Edn. W.B. Saunders and Co., Philadelphia.1996.

131. Boyd B.L. e Baumrind S. Considerações periodontais na utilização de ligaduras e bandas em molares de adolescentes e adultos. Angle Orthod. 1992; 62:117-126.

132. Pini-Prato G.P, Bacetti T., Magnani C. Cirurgia interceptiva mucogengival de pré-molares irrompidos bucalmente em pacientes com tratamento ortodôntico programado - Um estudo longitudinal de 7 anos. J. Periodontol. 2000; 71:172-181.

133. Attack N.E., Sundy J.R. and Ally M. Periodontal and microbiological changes associated with the placement of orthodontic appliances - A review J Periodontol. 1966;67:78-85.

134. Goldstein MC e Fritz M.E. Treatment of periodontosis by combined orthodontic and periodontal approach. J. Am Dent. Assoc. 1976; 93:985-990.

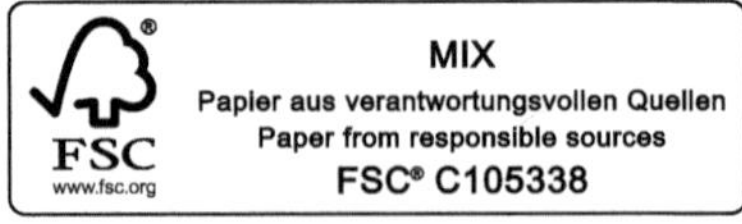

Printed by Books on Demand GmbH, Norderstedt / Germany